從症狀把關健康

把關健康

不可忽視的 62 個身體警訊

全新
修訂版

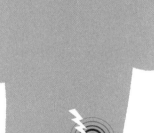

頭痛

嘴破

手部麻痛

背痛

四肢無力

台中慈濟醫院　醫療團隊——合著

| PART | 03　不可忽視的腹部症狀

| PART | 04　不可忽視的四肢症狀

PART 05 不可忽視的皮膚症狀

PART 06 不可忽視的全身症狀

PART 07 不可忽視的孕婦‧小兒症狀

【附錄】您一定要知道的影像健檢須知

醫師發心「法布施」 以人為本增和諧

　　慈濟醫療志業啟航已有二十餘年，從最早的花蓮慈濟醫學中心，到現在的台中慈濟醫院，終於形成全省醫療網。當年大林慈濟醫院動土，離花蓮慈濟醫院興建時間長達十二年，被認為是慈濟編織全省醫療網的起步。而今在大林慈濟醫院之後，台北、台中慈濟醫院陸續成立，醫療網於焉完整。

　　大林慈濟醫院動土時，證嚴上人曾許下希望，首要以人性化醫療回饋廣大的慈濟會員，而現今在慈濟醫療體系服務的醫護人員，也都服膺證嚴上人的慈悲心，願意在專業領域中，帶進豐富的人文內涵，實質上增進醫病關係善的循環。

　　醫療人文的內化，正是慈濟醫療體系與其他醫療院所最大不同之處，相信「醫者心、仁者心」是促進醫病和諧的關鍵。醫療強調專業分工的現在，往往一位醫師只是看到病患的「病」，而經常忽略他也是跟醫護人員一樣的「人」。只有內化以人為本的信念，才可能真正落實醫病和諧。

　　台中慈濟醫院的醫師團隊，根植於教導病患對症狀的警覺，合心齊力寫下這本實用的醫學實用書籍，關心病患

如己之情洋溢。每篇文章都可促進大眾先關心自己身體的不同症狀,從而了解疾病的根源所在。以專業醫師的角度把複雜的症狀、診斷和就醫的流程,寫得簡單易懂,甚至能夠按「文」索驥,就是希望大眾能夠接近繁瑣複雜的就醫流程,這個發心實在不簡單。醫師願意在每天滿滿的醫療行程外,抽空為大眾書寫這些細瑣的醫療知識,實在稱得上一種「法布施」,也深深讓我引以為榮。

　　這本書有醫師的初發心、有醫療團隊的護持,期待這也是一本拋磚引玉的書,讓醫界許多先進,一起來幫助大眾透過了解而接近醫療,也避免盲目就醫,真正落實醫療資源不浪費。

慈濟醫療志業執行長

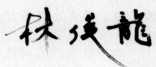

醫療知識普及化　促進醫病愛的循環

　　醫學常被認為是複雜與艱深的知識領域，使非具醫療專業之病患難以瞭解與親近，於是醫者、患者經常因知識與資訊存在不對等之關係而造成隔閡，甚至衍生不必要的誤解。然而知識與經驗可藉由系統化「歸納與演繹」之管理過程，以利於應用、傳播、分享、累積與溝通。

　　從以病人為中心之服務觀點考量，病人若對於所接受之醫療處置過程，如可能面臨之風險、成功機率、治療過程、應配合事項等能充分瞭解，將可降低治療之風險並提升治癒之成功率。因此，醫師與病人間之溝通是必要的。我們可藉由直接之語言溝通，或間接透過書本、雜誌、廣播等傳播媒介達成溝通之目的。

　　基於前述考量，台中慈濟醫院的醫療團隊嘗試將一般常見症狀、其患病的原因及需要就醫時的程序彙集成冊，幫助大眾以最經濟有效的方法接近與瞭解醫學知識，進而改善醫病關係並提高醫療服務品質。

　　感恩台中慈濟醫院能從病人需求之角度出發，將艱深的專業知識轉化為普及易懂的醫療常識，此乃重新定位並

建構醫病關係之契機。個人相信這樣的努力，能夠真正落實證嚴上人「以人為本、尊重生命」的宗旨，也將得到大眾的肯定。欣見台中慈濟醫院醫療團隊又再向前踏出一步，也期許自己跟他們一起努力，多接近受病苦的大眾，促進醫病間「愛的循環」！

慈濟醫療志業副執行長

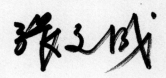

頭痛

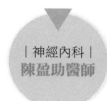

｜神經內科｜
陳盈助醫師

常見症狀

（案例一）王小姐今年 35 歲，她從國中時就開始有頭痛的毛病。一開始是偶爾的輕微發作，大部分集中在生理期前後兩三天；但隨著年紀增加，發作頻率及疼痛嚴重程度也逐漸增加，2 年前開始已經惡化成為每週大痛兩三次，小痛幾乎每天都有。王小姐的頭痛經常是位於單邊太陽穴，會擴散到同側前額及眼眶，或是傳到後腦枕部及頸部；發作開始時往往只是輕微悶痛或脹痛，隨著時間過去，痛感有可能轉變成中等或嚴重的搏動性疼痛。不僅這樣，頭痛發作嚴重時，還會伴隨噁心，甚至嘔吐，同時覺得畏光及怕吵，最好能躺在床上不要活動，因為頭一晃動就更痛。由於頭痛發作的時間很長，如果不吃止痛藥的話，可痛上半天甚至兩三天，於是她經常服用止痛藥，且越吃越多，但也愈來愈沒效，有時還會去診所打止痛針，最近半年來已經變成必須天天吃止痛藥。這樣的頭痛導致她常請假，工作效率很差，3 個月前只好被迫辭職。飽受頭痛之苦的王小姐很想問，這種痛苦的日子，還要過多久？

（案例二）張先生今年 60 歲，以前很少頭痛，頂多是因為感冒，或偶爾工作太累，頭有點脹脹的而已。但最近這 2 個月以來，他的頭痛次數變得很頻繁，一開始兩三天痛

一次，後來天天痛，且痛的時間逐漸延長，甚至會在半夜痛醒。當他的頭痛發作時，會伴隨突來的嘔吐、視力模糊及頸部僵硬。由於非常擔憂他的頭痛成因是否不尋常，於是到神經科門診就醫。看診時，醫生發現他的右邊手腳有輕微的無力及動作不協調，對話時用字遣詞變得異常簡化，甚至有些字詞用口語已表達不出來。

▶ 症狀成因

造成頭痛的原因非常複雜，一般可分為兩大類：

◆ 原發性頭痛

大多數頭痛病人的病因都是原發性的，其疾病本質是良性的，例如偏頭痛或緊縮型頭痛等。

〈案例一〉中的王小姐即是一個典型的偏頭痛個案。原發性頭痛的病人，可能長期為此所苦，但接受各種檢查結果幾乎都會是正常的，因為原發性的頭痛成因並不在於腦部有什麼實質病變，而是因為病患自身較易頭痛的「體質」，加上諸多內在及外來的原因所誘發。

由於影響體質的因素很複雜，若用最簡單的白話來解釋就是「腦細胞較敏感」，所以腦細胞對各種內在及外來刺激的反應較大，表現出來的症狀最

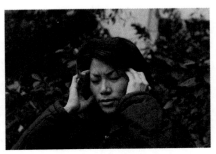

◆ 頭痛的原因很多，須經專業醫師診斷，不要忽略它，以免延誤病情。

常見的就是頭痛。例如約 15% 的成年女性有偏頭痛的問題,她們和另外那85%的女性相比,對各種刺激都較敏感,所以容易引起頭痛。比如生理期來的前後 2 至 3 天,頭痛就容易發作,吹到冷風、曬太陽或天氣變化,也都有可能會讓她們頭痛。其他如睡眠不足或睡太多,心情不好、工作太累、周圍太吵、光線刺眼、空氣不好等等,甚至是吃到某些特定食物,如酒精、味素、巧克力、起司、肉類加工品、柑橘等,都有可能會讓她們的頭痛發作。

當然,同樣一種刺激,有的人完全不覺得有任何不舒服,有的人卻會頭痛,這就是反應著「體質」的差異。不過,在此要強調一點,雖然多數人的頭痛是原發性的,但診斷仍須仰賴專業醫師,不可自行臆斷,購買止痛藥服用,以免延誤病情。

◆ 次發性頭痛

少數病人的頭痛原因是次發性的,意即頭痛只是外在症狀的表現,其實背後隱藏著其他病變,例如腦瘤或中樞神經感染等。這種情況需要由腦神經內科醫師判斷病因,並藉由適當的檢查來確定病灶所在,以盡早治療,讓預後更好。

〈案例二〉中的張先生,病情明顯和一般原發性的偏頭痛不同。60 歲的他應早已過了原發性頭痛好發的年齡層,而且他的頭痛出現日漸加劇,半夜會痛醒,還有視力模糊及頸部僵硬等情形,光在病史的部分,就足已令醫生懷疑是腦壓升高所導致的頭痛。更重要的證據是,醫師進

行神經理學檢查時，發現其右邊手腳輕微癱瘓，並有輕到中度的表達性失語症。這強烈暗示張先生可能有左大腦的病變，因為右邊手腳的運動功能及語言表達，正是左大腦的重要功能。

經過高科技影像檢查，證實張先生左大腦有一顆直徑約 6 公分的腫瘤，已經壓迫到肢體運動及語言表達區。經過手術治療摘除腫瘤，還有術後復健，張先生逐漸恢復正常。幸運的是，病理切片顯示腫瘤是良性的，張先生日後只須定期回診追蹤即可。

▶ 診斷方式

◆ 原發性頭痛

以「偏頭痛」為例，醫生在診斷時，會依據兩項重點做判斷：

- **詳盡的問診：**以確認病患的症狀符合偏頭痛臨床表現。
- **仔細的神經理學檢查：**檢查有無任何相關的神經功能缺損。偶爾有需要時，會加做適當的腦部攝影，以排除其他次發原因。

◆ 次發性頭痛

- **詳盡的問診：**醫師會根據他的推斷，來決定接下來需要哪些檢查。
- **仔細的神經理學檢查：**檢查神經功能缺損，藉此先判斷病灶所在。

● **適當的高科技檢查**：像是電腦斷層、磁振造影或腰椎穿刺術取腦脊髓液化驗等，醫師會視狀況給予不同的檢查。

▶ 治療方式

◆ 原發性頭痛

著重在減輕頭痛發作，降低病人的痛苦及對其工作、生活的影響。通常腦神經內科醫師會以「頭痛預防性治療藥物」配合適當的「頭痛急性緩解藥物」來治療。九成左右的慢性頭痛病人，在進行「頭痛預防性治療藥物」後有顯著的改善，有的病人多年來終於能享受沒有頭痛的日子。

◆ 次發性頭痛

至於次發性頭痛，則要盡速找出病因，對症治療，以免惡化危及生命。

▶ 可能警訊

頭痛，可以是惱人但不會要命的偏頭痛，也可以是一開始不太痛，但卻是會危急生命的惡性腦瘤或中樞神經感染等。頭痛的良性或惡性，或說危不危險，並不見得是看它大痛或小痛，也不只是看病人有多擔心，醫師需依整體症狀及各種徵兆來判斷。因為頭痛外顯症狀及內在病因之間的關係千變萬化，不是一般民眾能正確地自我診斷，因此還是要找醫師才能進一步判斷是否真的有問題。在此提供一些「**次發性頭痛」的危險訊號**，提供自我判斷的參考：

● 任何突發性或急性的頭痛，程度可能從中等到嚴重，而且是以前不曾有過的頭痛。

● 以前就有頭痛，但現在頭痛型態卻明顯改變而不同於以往，包括痛的部位改變、程度加重、頻率增加、半夜痛到醒來，或早上醒來特別痛等。

● 頭痛伴隨下列任一症狀：

1. 發燒。

2. 癲癇發作。

3. 行為改變、神智不清、失去意識。

4. 一側肢體無力或感覺麻木、口齒不清、吞嚥困難，或走路不穩像喝醉酒。

5. 複視（物體看起來變成兩個重疊的影像），或視力明顯變模糊。

6. 頸部僵硬，以前頭痛不會如此，特別是又合併以上任一症狀時。

● 頭部外傷以後發生的疼痛（無法確知是否因為腦內出血或其他腦部傷害造成，故須專業診斷才能確定）。

▶ 生活照護

以原發性的偏頭痛為例，應避免生活中各種可能誘發頭痛的因子。且當頭痛已嚴重到造成不可忽視的痛苦，進而影響生活工作時，就應該要尋求專長於頭痛診療的腦神經內科醫師協助。

至於**次發性頭痛，通常較難預防，重點在於早期診斷、早期治療。**

▶ 如何預防

　　以偏頭痛為例，台灣地區的偏頭痛盛行比率，男性將近 5%，女性約有 15%。這些患者當中有些人的頭痛發作頻率並不高，因此不會積極求醫。但約有 3% 的成年

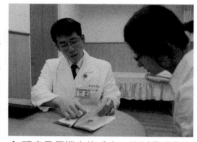

◆ 頭痛是個惱人的毛病，可以尋求醫師協助自己找回良好的生活品質。

人，一個月當中有超過半個月以上的天數會頭痛，這些人非常需要專業的醫療協助。

　　一般而言，頭痛嚴重到達一定程度，符合下列任一項，就應該求助於醫師，以找回良好生活品質及工作效率，同時也避免演變成慢性頭痛或產生止痛藥物過度依賴的問題：

- 一個禮拜的頭痛天數超過兩天。
- 每個星期需吃止痛藥超過兩天以上。
- 發作頻率雖不高，但每次發作疼痛程度很嚴重。
- 病患對頭痛病因有所疑慮時。

健 康 小 提 醒

偏頭痛	
好發族群	女性
求診科別	神經內科、頭痛專科門診
易發季節	四季皆可能
照護要點	・避免生活中頭痛的誘發因子產生 ・早期診斷、早期治療

昏厥

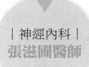

｜神經內科｜
張滋圃醫師

常見症狀

70歲的李老先生最近常昏倒，平常也覺得步態不穩、頭暈暈的，頭暈或昏倒的情形最常發生在他突然起身、上下樓梯或是快步行走之後，這種情形已持續數週之久，且愈來愈嚴重。由於年紀大了，再加上有高血壓和心臟病，便在子女的陪同下前往醫院檢查，醫師發現李老先生沒有遵循醫囑，竟自行服用多種降高血壓藥物，因而導致血壓偏低，加上有心律不整的情形，偶爾臉部還會出現麻木狀態。

▶ 症狀成因

昏厥，即一般人所說的「昏倒」，代表心臟送到腦部的血液量（或血液中的氧氣含量）突然減少，因而造成短暫意識喪失的現象。通常病人會先覺得頭暈、心悸、四肢無力、冒冷汗，若症狀繼續惡化，病人就會感到一陣天昏地暗（台語稱「烏暗眩」）或眼冒金星（台語稱「滿天皆金條」），之後便倒在地上不省人事。

在臨床上，老年人一旦有昏厥症狀，必須要考量下列的幾種可能性：

◆ 自律神經退化

人從床鋪或椅子起身時，地心引力會使血液往下沉，這時有賴交感神經的作用，才能維持血壓，讓血液順利送

達腦部。但是對年紀太大的人、糖尿病患者、帕金森氏病等有腦部退化疾病的患者，則會因為交感神經退化，而引起「姿勢性低血壓」；也就是病人會在起床時，或是久坐要站起來的時候，發生頭暈，甚至昏倒的情形。尤其在吃飽飯後更容易發生，這是因為此時身體血液多流到胃腸道，能送到腦部的血液量更加不足的緣故。

◆ 藥物副作用

降血壓藥、攝護腺藥物、抗憂鬱劑等多種藥物都有可能引發姿勢性低血壓而出現昏厥現象。尤其以罹患高血壓（註）的老年人，服用不適當或過量的降血壓藥最為常見。

（註）高血壓　　　　　　　　　　　　文／心臟內科｜林浩德醫師

★高血壓的定義

當心臟在壓縮與搏動時，血管不斷受到流過的血液衝擊，血管壁受到的血液壓力，便稱之為「血壓」。血壓有兩種表現方式：

- **收縮壓**：收縮壓又稱作「心縮壓」，是當心臟收縮時，把血液送到血管所測得的血壓。

- **舒張壓**：舒張壓又稱作「心舒壓」，是心臟在舒張放鬆時所得的壓力。

根據世界衛生組織定義，如果一個人的收縮壓超過 140 毫米汞柱；舒張壓超過 90 毫米汞柱，我們就說他有「高血壓」。

★高血壓的分類

- **原發性高血壓**

大部分高血壓病人其病因不明，即所謂的原發性高血壓，約占所

有高血壓患者的 85% 至 95%。許多證據指出，可能是和遺傳與多重環境因子所共同影響，如基因、先天的體質，體液在體內的分布，腎臟對水分、鹽分的處理，以及血管的張力，受到神經、內分泌系統的影響，另外飲食、肥胖、酒精、壓力也是常見的環境因子。原發性高血壓理論上不能根治，但能藉運動、減重、戒菸、限制鹽分攝取量等生活習慣來矯正，需要時再佐以適當的藥物控制。

· **續發性高血壓**

較為少見，大多因腎臟病（實質性腎病、腎動脈狹窄）或由內分泌疾病（腎上腺）所引起，僅占高血壓中的 5% 至 10%。續發性高血壓若能根治其病因，則高血壓可能痊癒。

★高血壓的症狀

許多病人沒有明顯的症候群或症狀，所以稱高血壓為「隱性殺手」並不為過。較常見的症狀有頭暈、頭痛、後頸部僵硬、心悸、胸部壓迫感等，都是非典型的症狀，若想知道自己是否罹患高血壓，最好的方法就是「時常測量血壓」。通常出現明顯器官的症狀時，表示高血壓已對身體造成相當危害，如心絞痛、腦中風、腎功能障礙。

★測量血壓時的注意事項

· 請坐在有靠背的椅子上，手臂支撐在與心臟同高的位置。量血壓前 30 分鐘禁止抽菸，也避免攝取含咖啡因的飲料。
· 若有特殊情況發生（例如：姿態性低血壓、長期糖尿病、自主神經功能失調），須測量平躺及站立的血壓。
· 測量前須休息 5 分鐘。
· 選用適當大小的血壓加壓帶。
· 建議使用水銀血壓計或校正過的無液血壓計或電子血壓計。
· 收縮壓及舒張壓均須詳細記錄。
· 使用兩次或兩次以上的測量結果，以求取平均值。兩次測量須間隔 2 分鐘以上，若兩次的血壓數值差異大於 5 毫米汞柱，就必須再多測量幾次。

也有人一次使用七、八種以上的藥物，甚至服用來路不明的成藥，藥物彼此產生交互作用，都可能產生意想不到的危險。

◆ 心臟疾病

常見的主動脈瓣狹窄、心肌缺氧、心律不整等，都會使得心臟血液量無法充分到達腦部，而導致腦部缺血，這種情形最常發生在運動或是上下樓梯時。

◆ 貧血

老年人的貧血，除了營養素（鐵質、維生素 B_{12}、葉酸）缺乏外，最常見的原因是「隱性的腸胃道出血」。

◆ 腦血管疾病

掌管後腦循環的椎體動脈和基底動脈硬化到一定程度之後，會發生暫時性缺血的現象，稱「椎體基底動脈缺血」。其症狀除了昏厥之外，還常伴隨暫時性的眩暈、複視、肢體無力、麻木、口齒不清等症狀。「椎體基底動脈缺血」是嚴重腦中風的前兆，若有上述症狀發生，應盡速就醫檢查。

▶ 診斷治療

在面對醫師的詢問時，病人和家人能否「詳細描述昏倒的經過」，是協助醫師找出病因的最主要關鍵。而一般會給予的完整檢查則包括：

● **躺姿、坐姿及站姿的血壓值檢測**：檢驗是否有姿勢性低

血壓。

- **連續 24 小時心電圖記錄器**：偵測是否存有潛伏性心律不整的現象。
- **心臟超音波**：檢查是否有瓣膜性、缺血性心臟病。
- **抽血化驗血色素、血糖、電解質、皮質類固醇**：排除貧血、荷爾蒙等問題所引起的昏厥。
- **腦血管超音波**：檢驗動脈硬化的程度，並可偵測椎體動脈、基底動脈循環的情況。

此外，有些昏倒的患者在清醒後，持續有手腳無力、口齒不清、步伐不穩、眩暈與嘔吐的情形，可能是小腦與腦幹部分發生中風；此時需要透過腦部斷層掃描或是磁振造影來檢查與診斷。特別提醒一旦周遭的人發生昏倒現象時，必須要留意以下幾點：

- 若病人是昏倒在椅子上，應立刻讓病人平躺，並保持病人呼吸道的通暢。
- 用手觸摸頸部、肘窩部和鼠蹊部的動脈強度、規律度及每分鐘的脈搏數。但觸摸頸動脈時宜輕觸不宜壓迫，以免造成反射性低血壓。
- 觀察病人喘息是否正常。
- 觀察臉部和唇色變化的情況，注意肢體有無抽搐，有無嘔吐、尿失禁的情況。
- 測量血壓。
- 如果病人沒有很快地清醒，或脈搏、呼吸不正常，應該立刻呼救，並立即送醫。

▶ 生活照護

　　昏倒的時間一般都很短暫，通常會在幾秒鐘之後就逐漸恢復清醒（極少超過 5 分鐘）。雖然絕大部分的昏厥都會自行恢復，卻很可能是嚴重疾病的警訊，因此如果有家人發生昏厥情形，應提高警覺，盡快帶他到醫院接受詳細的檢查。以下是有關昏厥在日常生活的注意事項：

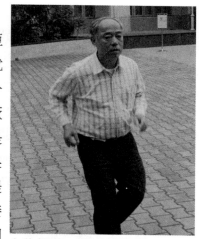

◆ 養成適度、規律的運動習慣。

- 起床時，先在床邊坐 5 分鐘，不要立刻站起來。
- 避免過度飽食。
- 不要用太冷、太熱的水洗澡，也不要泡澡過久。
- 增加纖維素的攝取量，以保持大便通暢，預防便秘發生。
- 避免劇烈運動；如果運動時明顯變得比較喘，應盡速求醫。
- 要有充分的睡眠與休息，不要焦躁激動。
- 不可隨便轉換醫師或尋求偏方。
- 看診時應提醒醫師，曾有過昏厥情況，以便醫師調整藥物。
- 感覺自己快昏倒的時候，應立刻躺下或立刻蹲下，並將頭埋在兩側膝蓋下方，同時告訴身邊的家人或朋友，協助就醫。

▶ 如何預防

- 定期量血壓。

- 飲食要清淡，遵循少鹽、少油、多纖維的原則。

- 戒菸、戒酒。

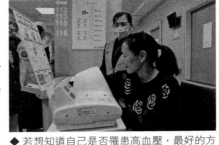

◆ 若想知道自己是否罹患高血壓，最好的方法就是「時常量血壓」。

- 注意自己的體重，應維持在理想體重範圍內。

- 養成適度、規律的運動習慣。

- 按照規定服藥，如服藥後有不適情形，應立刻告知醫師。

- 如果時常有頭暈、走路不穩、疲倦、心悸、夜間咳嗽等症狀，或發現腳部水腫、臉色蒼白、大便顏色改變等情形，應該提早就醫，不要等到昏倒發生之後才求醫。

健 康 小 提 醒

昏厥	
好發族群	70 歲以上的老年人
求診科別	神經內科
易發季節	無特定季節
照護要點	‧ 若出現昏倒情形，應盡速就醫檢查 ‧ 飲食宜清淡，少油、少鹽、多纖維 ‧ 多運動 ‧ 減重、戒菸、戒酒

視力模糊

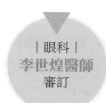

｜眼科｜
李世煌醫師
審訂

常見症狀

（案例一）「周媽媽好！」小王跟住在七樓的周媽媽打招呼。她老人家湊上前去，看了好一會兒才認出：「你不是住在九樓的小王嗎！對不起，年紀大了，眼睛都壞了，迎面來的人都看不出來是誰，沒有主動跟你問好，千萬不要生氣。」周媽媽年輕的時候，視力一級棒，上了年紀之後，視力愈來愈模糊，戴了眼鏡也沒辦法矯正，因為明暗對比差，尤其夜間開車光線不足時有炫光，看電視也有困難。最糟的是，左鄰右舍還以為她怎麼那麼大牌，看到都當成不認識，讓一向最講究禮節的她，心裡很不是滋味。

（案例二）陳先生是糖尿病老病號，多年來一直靠口服藥物控制血糖，最困擾他的是，近年來視力愈來愈模糊，合併有飛蚊、看東西變形等情形，嚴重影響到生活作息。他很擔心萬一有一天什麼都看不到，在黑暗世界要如何適應？

▶ 症狀成因

　　角膜、水晶體、視網膜、視神經或大腦視覺中樞其中之一發生問題，都可能引起視力模糊。視力模糊伴隨的症狀通常有眼睛容易疲勞、無法看清近物、中心視力模糊、

周邊視力模糊、視野缺損及夜間視力變差等。各種不同眼疾的成因：

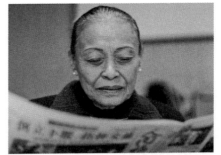

◆ 眼睛的任何構造，或大腦視覺中樞發生問題，都可能造成視力模糊。

◆ 角膜病變

角膜本身產生病變造成透光性變差，如角膜白斑症。

◆ 乾眼症

當淚液不足時，引起角膜透光性變差，會發生視力模糊與眼睛疼痛，這就是乾眼症。

◆ 屈光異常

角膜與水晶體屈光程度不適當，即發生屈光異常，如近視、遠視、散光、老花眼。

◆ 白內障

當水晶體的透光性變差、變渾濁，即形成白內障。

◆ 青光眼

發生在眼球的內壓力（眼壓）過高，合併視神經的損傷。

◆ 眼球發炎

眼球內發炎時，統稱為「葡萄膜炎」。而眼球前面部分的發炎就叫「虹彩炎」，是構成瞳孔的虹彩以及相連的睫狀體，因為自體免疫系統出現不協調的情況，造成發炎

狀態，也會造成視力模糊。

◆ 糖尿病視網膜病變

視網膜因為糖尿病造成細小血管產生變性、退化，而發生增殖性糖尿病視網膜病變。

▶ 疾病診斷

求診時，醫師會視情況進行視力檢查，常見的方式有：

- **屈光異常**：電腦驗光儀檢查。
- **老花眼**：鏡片矯正後視力評量。
- **乾眼症**：淚液分泌速率檢查。
- **角膜疾病、虹彩炎**：角膜裂隙燈檢查。
- **白內障**：散瞳後水晶體裂隙燈檢查。
- **青光眼、視神經路徑壓迫**：眼壓測定、視野檢查、隅角鏡檢查。
- **視網膜疾病**：散瞳後眼底鏡視網膜檢查。
- **眼球異物、網膜剝離**：眼球超音波檢查。
- **糖尿病視網膜病變、老年性黃斑部病變、視網膜血管阻塞**：散瞳後螢光眼底血管攝影檢查。
- **視網膜疾病、視覺傳輸路徑疾病**：眼電位學電生理檢查。

▶ 治療方式

至於治療的方式，也會因為症狀不同而異：

- **乾眼症**：治療上可以補充人工淚液，或利用小手術的方式填塞鼻淚管的入口，減少淚液的排出。

- **角膜病變**：可考慮角膜移植。
- **屈光異常**：可以配戴適當度數的眼鏡來矯正。
- **白內障**：目前最為有效的治療方式是用顯微手術的方式移除渾濁的水晶體，置換成澄澈的人工水晶體。
- **青光眼**：可用降眼壓的眼藥水來控制眼壓，或用手術的方式，添增一道調節眼壓的房水（房水：也就是水狀液，存在於眼球前後中）排出路徑。
- **眼球發炎**：可使用抗發炎的眼藥水，必要時還會加上口服或眼球注射的藥物。
- **糖尿病視網膜病變**：治療上是用特殊的雷射做「泛網膜光凝固治療」。
- **老年性黃斑部病變**：治療方式有注射特殊藥物，合併雷射光照射的光動力療法，或使用發展中的眼球內藥物注射等。
- **視網膜血管阻塞**：可用眼球內藥物注射或雷射光治療。
- **視網膜剝離**：範圍小的時候，可以單純用雷射治療；但範圍大的時候，就要施以手術治療，如鞏膜環扣術、玻璃體切除術，使剝離的視網膜恢復原位。

▶ 可能警訊

　　當有視力模糊現象產生時，要注意可能是屈光異常（近視、遠視、散光）、老花眼、角膜病變、白內障、青光眼、乾眼症、虹彩炎、糖尿病視網膜病變、老年性黃斑部病變、視網膜血管阻塞、其他視網膜疾病及藥物引起，應盡速請眼科醫師做檢查。

▶ 生活照護

　　視力模糊的最主要族群是「白內障」與「糖尿病引發的視網膜病變」。其中，後者視力退化的速度與患病時間、血糖控制有關，患病時間愈晚，血糖、血壓與血脂肪控制得愈好，病情的進展愈慢。

　　比較特別的是「懷孕妊娠糖尿病」。由於糖尿病患者懷孕時，視網膜會急速變化，所以當懷孕的媽媽是糖尿病患者，或是糖尿病患者打算要懷孕，要先做好眼底視網膜檢查，依檢查結果判斷是否要施行視網膜雷射，以避免視力急速惡化。

◆ 白內障患者

　　白內障生活照護初期可以用眼鏡補足視力不足，日常作息多留意，小心意外，如開車、活動時，應注意因視力不清造成的意外。目前沒有明確藥物可以有效延緩白內障的惡化，已產生的白內障也無法經由點藥物而回復清澈；根本的方式是手術，利用顯微手術移除渾濁的水晶體並置入適當度數的人工水晶體。手術的時機是視力模糊已造成生活不便、水晶體渾濁達一定的程度，已達此二要件時可以考慮用手術，達到更好的視力品質。

　　高度近視患者的白內障可能會較一般人出現得更早些，有時是度數急速增加，例如：從四、五百度一下子就升高到一千度，此時無法用眼鏡矯正到所需要的視力。這是因為水晶體的透明度變差、渾濁，外形也產生改變而造成的。

白內障手術後應注意事項包括：

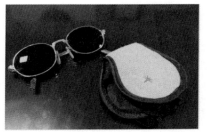

◆ 太陽眼鏡與眼罩，可以幫忙保護手術後的眼睛。

- 手術後 1 個月，白天應戴抗紫外線的太陽眼鏡，以避免畏光而造成不舒服。睡覺時帶上眼罩 4 個星期，避免不自覺的揉眼睛影響傷口癒合（請注意眼罩的清潔，可以用肥皂或沐浴精清洗，再用酒精棉片擦拭消毒）。

- 避免外傷、術後 1 個月避免彎腰提重物、避免碰撞、不要揉眼睛。

- 洗澡洗頭時勿讓汙水流入眼睛內。

- 飲食正常，但避免刺激性的食物及菸酒。

- 有分泌物突然增加、疼痛、紅腫、視力突然感到模糊等現象，應馬上回診。

- 按時使用藥物，洗手後點藥。

- 讓眼睛充分休息。

◆ 糖尿病患者

糖尿病患者要定期做視網膜的檢查，不能因為自覺沒有症狀，就疏於追蹤。這是因為疾病的進展，病患無法主觀察覺到，有時，在視網膜大出血前視力非常好，但只要一出血，視力就會嚴重受損，所以定期回診十分重要。每隔一段時間就要做散瞳眼底檢查，並約定下次回診檢查時間，愈接近「增殖期」，間隔的時間會愈短。一旦病情發

展到增殖期，就要及時做網膜雷射治療，以降低視力嚴重
退損的機率。

▶ 如何預防

視力模糊的預防，要避免有害光線照射，除了紅外線，
太陽光也會造成傷害，外出時可以戴帽、撐傘，防止水晶
體接觸過度陽光照射，加快老化的速度。不要看太久的電
視、電腦及書籍等。避免外傷、避免碰撞，也不要揉眼睛。

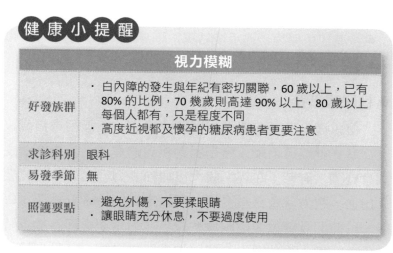

健康小提醒

視力模糊	
好發族群	・白內障的發生與年紀有密切關聯，60 歲以上，已有 80% 的比例，70 幾歲則高達 90% 以上，80 歲以上每個人都有，只是程度不同 ・高度近視都及懷孕的糖尿病患者更要注意
求診科別	眼科
易發季節	無
照護要點	・避免外傷，不要揉眼睛 ・讓眼睛充分休息，不要過度使用

＊本文原作者為鄭力升醫師。

耳鳴

| 耳鼻喉科 |
許權振醫師

常見症狀

46 歲的劉先生在鋼鐵公司工作長達 17 年，從 5 年前開始出現耳鳴症狀，剛開始他不以為意，但後來耳鳴頻率愈來愈密集，使得劉先生不得不求診耳鼻喉科。醫師安排他進行純音聽力檢查，結果顯示其罹患了「感音性聽力損失」；這是由於劉先生長期處於巨大噪音的工作環境中，因而導致內耳功能受損，產生了耳鳴的狀況。現代人生活在擁擠的都市中，容易因為喧鬧吵雜的人聲、汽車聲、音樂聲等造成聽力損失，所以這種耳鳴症狀是很常見的文明病。

▶ 症狀成因

耳鳴可分為主觀性耳鳴和客觀性耳鳴：

◆ 主觀性耳鳴

只有患者自己能聽到，別人都無法聽到的耳鳴。可能造成的原因相當多，只要在聽覺傳導路徑中任何一處出了問題，而影響聽力，就可能讓人感覺聽到異常的聲音。如外耳的疾患（耳垢阻塞、外耳道炎）、中耳的疾患（鼓膜穿孔、漿液性中耳炎、耳硬化症）、內耳的疾患（梅尼爾氏症、耳毒性藥物傷害、噪音性聽損、老年性聽損）、聽

神經及神經傳導路徑的疾患（聽神經瘤、腦幹血管硬化），以及大腦皮質的疾患（腦中風、退化症、失憶症）等，都會造成耳鳴狀況。

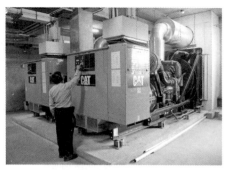

◆ 長期處於巨大噪音的環境中而導致內耳功能受損，和隨著年齡增加而導致內耳功能受損，是產生耳鳴的常見原因。

◆ 客觀性的耳鳴

除了自己，別人也可以聽到的耳鳴，如血流聲或肌肉收縮聲等。其原因可能包含耳朵的血管性疾患（靜脈瘤、動脈瘤及動靜脈瘻管等問題），以及肌肉性疾患（中耳肌、耳咽管肌及上顎肌等），因而造成「脈動性耳鳴」或「痙攣性耳鳴」。

耳鳴若依持續存在時間的長短，可以分為短暫性耳鳴和慢性耳鳴：

◆ 短暫性耳鳴

是指以前沒有、最近才產生的，大約近 1 個月內發生的耳鳴。短暫性耳鳴較容易找到其可能的致病因素，而加以治療，所以改善及治癒的機會較大，如在噪音暴露後，像是去了 KTV 狂歡或鞭炮在耳旁爆炸後，會有一陣耳鳴，如果音量不是很大，則受傷程度不厲害，通常只持續幾秒到幾分鐘，或是幾小時、幾天就會消失了；但是如果音量太大，則可能造成永久性聽損，而耳鳴就會一直存在，不

會消失。又例如某些藥物（如阿斯匹靈、利尿劑、氨基醣苷類抗生素等）使用久了，也會有耳鳴的現象，但及早發現並且停藥後，又會恢復正常。

◆ 慢性耳鳴

慢性耳鳴是指每天 24 小時持續不斷耳鳴，超過 1 個月以上。如果是伴隨感音性聽損（內耳、聽神經或中樞神經傳導路徑疾病），因為發生時間較長，耳朵受傷的程度比較嚴重，或是耳朵受傷已經固定了，而且有些是合併有其他全身性的慢性病，因此不容易治療，通常只能加以控制或改善而已。但是如果是伴隨傳音性聽損（外耳、中耳疾病），則還是可能經藥物治療或手術治療來改善聽力，連帶使耳鳴改善或消失。

▶ 診斷治療

耳鳴只是一種症狀，造成耳鳴的原因很多，必須找出其致病原因，針對其病因，才能徹底治療。醫師在面對患者求診時，通常會先詳細地詢問病史和做耳鏡檢查，然後進一步安排一系列的聽力相關儀器檢查。針對外耳、中耳疾病引起的耳鳴，例如：積液性中耳炎、急性外耳炎和中耳炎，可用藥

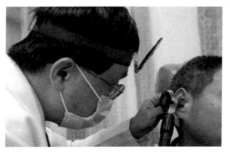

◆ 診治耳鳴時，醫師通常會先進行詳細問診及耳鏡檢查。

物治療；慢性中耳炎、耳硬化症、中耳或外耳腫瘤則必須手術治療，不但可以改善聽力，也會改善耳鳴。針對內耳或神經疾病引起的慢性耳鳴，目前最普遍的方式為合併式療法，其方法包括一般內科藥物的治療（鎮定劑、血管擴張劑）、耳鳴遮蔽器及助聽器、聲音療法，以及心理治療等多管齊下；不過，各種療法中只有聲音療法有實證效果。

對許多患者而言，耳鳴的確讓人不勝其擾，其中大部分人是因為不了解耳鳴而擔心患有嚴重疾病，或是擔心耳鳴和聽損會愈來愈嚴重，因而過度煩惱。唯有透過醫師的細心診斷，詳細說明病因，必要時給予最適當的治療，才能讓病人安心。

▶ 可能警訊

耳鳴大部分是「無害的」，但臨床上有少數所謂「危險」或「有害的」耳鳴，指的是某些較嚴重的疾病，例如：鼻咽癌、腦內腫瘤或腦血管疾病，剛開始時只以耳鳴為最初表現，如果沒有及早注意找出病因，有可能會對身體造成嚴重傷害，甚至危及生命。

危險耳鳴的特徵包括：原因不明的單側性耳鳴和單側感音性聽損（或不對稱性感音性聽損）。因為常見的內耳性疾病通常是兩耳對稱性的，例如：噪音性聽損、老年性聽損、耳毒藥物症、遺傳性聽損等。

至於臨床上常見引起「危險」或「有害的」耳鳴的疾病則有：

◆ 鼻咽癌

　　長在鼻咽部位的癌症，好發在台灣及中國南方。因耳咽管是中耳腔與鼻咽部相通的管道，負責維持中耳腔的壓力平衡，當鼻咽部長瘤時，會壓迫到耳咽管開口，或是侵襲負責耳咽管打開的肌肉，造成這條管子功能喪失，中耳就會積水，而部分中耳積水的病患是以耳鳴、耳塞來表現，這就是單側耳鳴不能不小心的原因！所以若有單側耳鳴或耳塞，應先至耳鼻喉科檢查中耳和鼻咽部。

◆ 聽神經瘤／腦膜瘤

　　第八對顱神經所長出的神經鞘瘤，雖屬良性，但因長在小腦和橋腦的交界處，如果持續長大，可能會壓迫到腦幹的生命中樞。聽神經瘤早期症狀大多是單側聽力減退或耳鳴，極少數伴有眩暈。通常要接受聽性腦幹誘發電位檢查，來排除這種瘤的可能性，如果誘發電位不正常，則必須安排核磁共振攝影（MRI）來確定診斷。長在小腦橋腦腳或後顱窩的腫瘤和聽神經瘤相似。

◆ 突發性耳聾

　　是一種突然發生的單側性耳鳴和耳聾。有些人是因為一隻耳朵突然聽不到而來就診，但有些人一開始是覺得耳朵突然有很大的耳鳴聲，經檢查才知道是突發性耳聾。突發性耳聾的原因不明，目前認為最可能是內耳的病毒感染或內耳的血液循環不良所引致，如果在黃金期間（發作1週以內）治療，聽力恢復的機會有六至七成。值得提醒的是，突發性耳聾的病人中，有 1% 至 2% 是因聽神經瘤而

引起突發性耳聾，所以針對所有突發性耳聾的病人，一定要診斷是否有聽神經瘤。

▶ 預防及保健

耳鳴患者在日常生活上應注意以下幾點：

- 正向而健康的生活態度。
- 放鬆心情和睡眠充足。
- 遠離噪音。
- 定期檢測血壓、抽血檢驗血糖及膽固醇，避免血液循環不良。
- 多補充維生素 B，活化神經功能亦可能預防耳鳴。

健康小提醒

耳鳴	
好發族群	長期處在高噪音環境下的工作者
求診科別	耳鼻喉科
易發季節	無
照護要點	・正向而健康的生活態度 ・睡眠充足 ・遠離噪音 ・定期檢測血糖及膽固醇 ・補充維生素 B

流鼻血

| 耳鼻喉科 |
蔡政谷醫師

常見症狀

小明今年 13 歲，因為罹患過敏性鼻炎，所以只要吸入灰塵或花粉，鼻子就奇癢無比，常常噴嚏打個不停，遇到下雨天或潮濕的陰天，鼻子更像沒關緊的水龍頭般，鼻水流不停。最近還發現早晨起床時，枕頭上竟有血跡，鼻孔周圍也有凝固的血塊，甚至打個噴嚏，鼻血就流不停。像小明這種「反覆性流鼻血」的情況，是過敏性鼻炎很常見的併發症，因為過敏性鼻炎患者的鼻子會很癢，他們會經常習慣性的搓揉鼻子或挖鼻孔，而導致鼻黏膜損傷，以至於容易流鼻血。

▶ 症狀成因

在短時間內會自行止血，或是因挖鼻孔、鼻梁撞傷等明顯原因的流鼻血，大致上都不需要擔心。除此之外，大多數的流鼻血原因不外乎：過敏性鼻炎、慢性鼻竇炎、良性或惡性鼻腔腫瘤、鼻中隔彎曲、鼻咽癌、

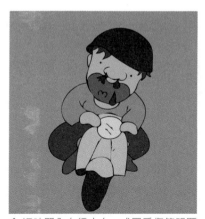

◆ 短時間內自行止血，或因受傷等明顯原因的流鼻血，大致上都不需要太過擔心。

鼻咽部血管纖維瘤，甚至是急性白血病。

突然遇到流鼻血，常看到人頭往後仰，用一條濕毛巾放在額頭上，接著用衛生紙沾水，握成兩個小塞子，堵住鼻孔。這個方法並不正確，如果出血量比較大，會堵住呼吸道，而且流出的血吞進去，比較容易產生腹部不適的情形。正確的處置方式應為：

1. 先坐下來，頭微往前傾。
2. 用手捏住鼻梁鼻骨下方一點點比較軟的部分（捏緊鼻翼處），可以直接促使止血，鼻血才不會往後流而堵塞住呼吸道。
3. 身體向前傾，萬一血流出來，也不會玷汙了衣服。
4. 額頭用冷毛巾冰敷，可以使供應這部分的血管收縮，讓出血量減少。

做完以上步驟，如果還是血流不止，則應到耳鼻喉科診治，讓醫師仔細檢查鼻孔，看看出血的位置，用「燒灼術」處理出血點，或是用凡士林紗布塞住，以幫助止血。

▶ 可能警訊

如果經常流鼻血，即使每次都會自己停止，最好還是找耳鼻喉科醫師診治，因為可能有不同的病症發生在這部位上，如鼻咽腫瘤、鼻息肉、慢性鼻竇炎、良性或惡性鼻腔腫瘤、鼻中隔彎曲等。

流鼻血時正確的處置方式

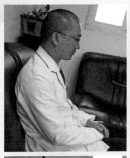

步驟 1
先坐下來，頭微往前傾。

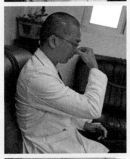

步驟 2
用手捏住鼻梁鼻骨下方一點點比較軟的部分，可以直接促使其止血，鼻血才不會往後流而堵塞住呼吸道。

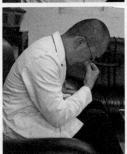

步驟 3
身體向前傾，萬一血流出來，也不會玷汙了衣服。

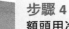

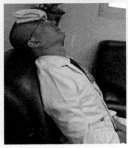

步驟 4
額頭用冷毛巾冰敷，可以使供應這部分的血管收縮，讓出血量減少。

▶ 生活照護

　　流鼻血時不要慌張，因慌張會使心跳加快，鼻血流得更嚴重。平時遇到流鼻血時，應做好以下幾點注意事項：

- 先用手指壓緊鼻子施行壓迫止血。
- 出血量減少的時候，再用冰塊敷鼻子兩側。
- 流鼻血期間不可做劇烈運動，避免心跳加快。
- 不可喝酒，以免造成心跳加速，使流鼻血更嚴重。

▶ 如何預防

　　治療過敏性鼻炎、鼻中隔彎曲、血管纖維瘤等鼻部疾病，是預防流鼻血的不二法門。此外，像高血壓及動脈硬化等心臟血管疾病，也會導致流鼻血，所以心臟血管疾病患者，應該將血壓控制在正常範圍，才能有效預防流鼻血。

健 康 小 提 醒

流鼻血	
好發族群	孩童、鼻病患者
求診科別	耳鼻喉科
易發季節	無
照護要點	・至耳鼻喉科治療好鼻病 ・流鼻血時，保持冷靜，先壓迫止血 ・控制血壓 ・避免心跳加速的行為，如喝酒、運動

鼻塞

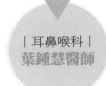

|耳鼻喉科|
葉鍾慧醫師

常見症狀

13歲張小弟平常就是個藥罐子,三天兩頭就感冒,常往診所跑。每次感冒總伴隨嚴重的鼻塞、流鼻水,且睡覺時無法用鼻子呼吸,只能張嘴呼吸;早上醒來第一件事就是狂打噴嚏,然後用衛生紙擤鼻涕,經常一天用超過一包衛生紙。直到某日,媽媽看到了介紹過敏性鼻炎的醫療節目,不禁懷疑張小弟會不會也是同樣的疾病?

▶ 症狀成因

鼻塞的成因,大致可分為二種:

- **結構性病因**:包括先天性異常(如後鼻孔閉鎖等)、鼻腔異物(玩具或昆蟲等)、鼻中隔彎曲、鼻翼異常、腺樣體肥大、鼻部腫瘤(黏液囊腫、反轉性乳突瘤、鱗狀上皮細胞癌、嗅神經母細胞瘤等)。

- **鼻黏膜性病因**:包括鼻息肉、過敏及非過敏性鼻炎、鼻竇炎、免疫疾病(如韋格氏肉芽腫等)、鼻前庭炎;還有藥物引起的鼻塞,如部分抗甲狀腺及高血壓藥物、抗憂鬱症藥、止痛藥、荷爾蒙藥及長期使用鼻收縮劑(鼻收縮劑不宜連續使用超過五天,否則會造成更嚴重的藥物性鼻炎)。

但鼻塞可能是多重因子造成的，舉例來說，病患可能同時有過敏性鼻炎再加上結構上異常鼻中隔彎曲。

除了鼻塞、鼻腫脹，另一個常見的症狀則是睡眠障礙，僅部分病患會抱怨呼吸困難。可以從一些其他伴隨的鼻部症狀，協助鑑別診斷鼻塞的起因：有黃鼻涕、鼻臭味、嗅覺低下、臉部腫脹，則要考量是否為鼻竇炎；過敏性鼻炎，會因季節天氣、過敏原的暴露，病程的時程及嚴重度隨之起伏。結構性病因，如單純鼻甲肥大、鼻中隔彎曲等，最典型的症狀為漸漸的鼻塞，鮮少伴隨其他症狀。

▶ 診斷治療

詳盡的**病史詢問**，包括：鼻塞為單側或雙側、是否為季節性、有無誘發因子、有無鼻竇炎或惡性腫瘤相關症狀、是否曾經使用鼻收縮劑或鼻內藥物如可卡因（Cocaine）、是否有口服藥物、是否有外傷及患有其他系統性疾病（韋格氏肉芽腫、類肉瘤病、梅毒等）。

理學檢查及鼻腔內視鏡檢查，觀察外觀有無外傷、鼻肉下垂、鼻翼塌陷；前鼻鏡及鼻腔內視鏡檢查可檢查有無鼻中隔彎曲、鼻甲肥大、鼻息肉、黃鼻涕、鼻部腫瘤或後鼻孔閉鎖等問題。

影像學檢查，必要時進一步可安排影像學檢查，例如以電腦斷層評估鼻腔及副鼻竇等；或以鼻阻力測量儀及聲波鼻腔測量儀客觀評估鼻通道面積及呼吸流量之關係，若

懷疑有惡性腫瘤可能性時，必須切片送病理學檢查以確立診斷。

　　鼻塞因病因不同而有不同的治療方式，必須對症下藥。**對於鼻黏膜性病因造成的鼻塞，如過敏性鼻炎、鼻息肉等，第一線用藥以類固醇鼻噴劑為主，**併用口服藥。文獻指出類固醇鼻噴劑可安全用於 2 歲以上患者，且藥物僅作用在鼻黏膜，幾乎不會進入血液循環，因此不會出現如口服類固醇常見的副作用，如臉部浮腫、背部肥厚等。若藥物處理效果有限，可合併以手術治療。

　　而**鼻竇炎則以口服抗生素為第一線治療；**治療無效或出現併發症如發燒、眼窩蜂窩組織炎、顱內感染等，則必須以手術治療。

　　至於**結構上的異常，如後鼻孔閉鎖、鼻中隔彎曲、腺樣體肥大等，以手術治療為主。**

▶ 可能警訊

　　極少的鼻塞可能潛藏著嚴重疾病，必須及早處理：如伴隨顏面變形、腦神經功能異常、無法解釋的出血等。而若剛出生的嬰兒出現呼吸窘迫、或懷疑孩童將異物放入鼻內等，也必須盡速予以治療處置。

▶ 生活照護

　　平時應多運動及多曬太陽，尤其是游泳，可幫助提升抵抗力，也比較容易改善過敏體質。部分過敏性鼻炎病患

常伴隨有異位性體質及氣喘，若過敏控制得宜，異位性體質及氣喘也將獲得改善。

▶ 如何預防

對於結構性病因造成的鼻塞，並無特殊的預防方法。至於鼻黏膜性病因造成的鼻塞，如過敏性鼻炎等，最重要的就是改善鼻子過敏，遠離過敏原，即可減輕鼻塞症狀。若要減少鼻子過敏帶來的不適，除了藥物外，最重要的就是從日常生活中改善，以相對減少服藥的機會。以下為幾點預防注意事項，提供參考：

- 避免頻繁出入溫差變化大的場所。
- 避免飼養寵物及鋪設地毯，以減少塵蟎累積的機會。
- 在空氣汙染的環境下、騎乘機車或吸入不舒服的冷空氣時，需戴上口罩或用圍巾掩住口鼻。

健 康 小 提 醒

鼻塞	
好發族群	不同的病因好發族群不同，過敏性鼻炎常自孩童時期發病。
求診科別	耳鼻喉科
易發季節	無
照護要點	・遠離過敏原 ・保持生活環境清潔 ・減少塵蟎累積

打鼾與阻塞性
睡眠呼吸中止症

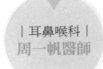

| 耳鼻喉科 |
周一帆醫師

常見症狀

45 歲的王先生，身高 170 公分，體重 90 公斤，最近一年
來夜晚睡覺時鼾聲如雷，不僅吵得全家不得安寧，枕邊人
更是難以忍受。除此之外，陳先生白天特別覺得疲倦，每
逢開會，燈光一暗，就會呼呼大睡，最近甚至覺得常常忘
東忘西，因此鼓起勇氣到醫院耳鼻喉科求診，檢查後發現
是鼻中隔彎曲導致鼻塞，所以夜晚睡覺時用嘴巴呼吸，加
上扁桃腺肥大導致口咽部狹窄，呼吸時軟顎劇烈震動造成
鼾聲如雷。

▶ 症狀成因

上呼吸道是指從人的呼吸道中，從鼻孔、鼻腔、鼻咽、
口咽、舌根至喉部的通道，而鼻、咽與舌根的交界處，由
於是呼吸道上較軟的地方，入睡後因肌肉張力降低，容易
使呼吸道產生塌陷。隨著年齡增長，肌肉的控制力會逐漸
走下坡，若再加上肥胖、慢性鼻塞、扁桃腺肥大、舌根肥
大或下頜內縮、脖子粗短等現象，更會加重塌陷的程度。
所以，當呼吸的氣流通過這個塌陷的狹窄處時，因受到
擠壓便會產生亂流，於是發出鼾聲。而打鼾（snoring）

正是阻塞性睡眠呼吸中止症候群（obstructive sleep apnea syndrome, OSAS）最明顯的症狀，此二者的原因與治療方式極為相似，只是程度上的不同。

何謂阻塞性睡眠呼吸中止症？

睡眠時因為上呼吸道阻塞，因而產生的慢性缺氧的症狀，為阻塞性睡眠呼吸中止症，患者會有打鼾、白天嗜睡、記憶力減低、脾氣暴躁易怒、高血壓、心律不整，有些甚至會出現自律神經失調的症狀，例如：血管運動性鼻炎、性功能障礙。更嚴重者，容易併發心肌梗塞、腦血管梗塞或是猝死。

◆ 疾病診斷

　　患者求診時，醫師會做病史詢問、問卷調查，有經驗的醫師會視診鼻、口咽等呼吸道，加上內視鏡檢查、鼻阻力測量及影像學檢查的輔助，大多可明確診斷打鼾及阻塞性睡眠呼吸中止症。而其中最客觀且重要的工具是「多重睡眠生理記錄」

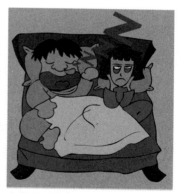

◆ 打鼾不僅危害自己的健康，還可能影響到家人的睡眠品質。

（polysomnography, PSG），可同時記錄病人的呼吸、血壓、心跳、腦波等與睡眠連動的狀態，對治療效果的評估也極具關鍵。

◆ 治療方式

　　首先由於會打鼾的人通常較為肥胖，所以可以先考慮「減重」，但對於體重正常或減重成效不彰的病人，醫師經由詳細的檢查並配合睡眠檢查之後，會依照阻塞的位置給予治療建議。

　　一般可以區分手術治療及非手術治療，在手術治療中，如果患者合併有鼻塞、鼻中膈彎曲及鼻甲肉肥厚的情形，則考慮「低溫射頻下鼻甲成型手術」、「微創削刀下鼻甲切除手術」、「鼻中膈下鼻甲成型術」。口咽狹窄合併扁桃腺肥大則建議「懸壅垂顎咽整型術」（UPPP）。若是舌根肥厚產生阻塞，則建議「頦舌肌前置術」（GGA）、「舌骨或舌根懸吊術」，或是考慮「止鼾牙套」（舌後部空間維持器，oral /tongue device），若是「下頜骨內縮」，甚至可考慮「正顎手術」。

　　至於非手術治療，則建議於睡眠時配戴「持續正壓呼吸器」（Continuous positive airway pressure, CPAP），此種治療也是目前經世界衛生組織（WHO）證實有療效。

　　若是經由睡眠中心的睡眠檢查確診只是單純打呼而非呼吸睡眠中止症，則可運用「雷射」、「低溫射頻」、「微創削切刀」、「止鼾支架」來治療打鼾，其手術目的為改善鬆弛的軟顎並且局部使呼吸道通暢，手術採用局部麻醉門診手術，但是大多數為自費手術、健保並不給付。

▶ 可能警訊

　　對健康影響最大的，莫過於睡眠中因呼吸道間歇性阻塞產生長期缺氧的情況，輕則產生晚上睡不安穩，白天昏沉嗜睡，記憶力降低。較嚴重者，產生神經與精神方面的問題焦慮、恐慌、憂鬱症、暈

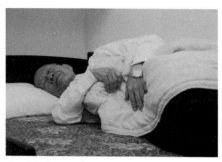

◆ 睡覺時不要平躺，改採側臥的姿勢，比較不會打鼾。

眩、認知異常，甚至出現高血壓、心律不整、心肌梗塞等心臟血管系統的疾病。

▶ 生活照護

- **注意日常生活作息**：平時應注意飲食控制不要過度肥胖、了解體重控制的重要性、養成運動的習慣，避免過度勞累、睡前不要飲酒，及注意鎮靜、安眠等藥物的使用。

- **睡覺時採側臥姿勢，避免平躺**：平躺睡覺時由於地心引力的作用，軟顎周圍軟組織往下壓導致口咽部狹窄，較容易打鼾。故建議身材矮胖型者，睡覺時宜採用側臥姿勢，較不會打鼾。若出現呼吸中止的慢性缺氧症狀，則須盡快求醫，尋求最正確的協助。

▶ 如何預防

　　體重控制及養成運動習慣則可預防睡眠呼吸中止的產生。若是呼吸道有軟組織的阻塞，則須透過手術治療才能得到最佳的療效。

健 康 小 提 醒

打鼾與阻塞性睡眠呼吸中止症	
好發族群	40 歲以上肥胖者
求診科別	耳鼻喉科、胸腔呼吸治療科
易發季節	無
照護要點	・適當減重 ・避免勞累與飲酒 ・睡覺時採側臥姿勢

嘴巴乾、眼睛乾

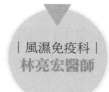

| 風濕免疫科 |
林亮宏醫師

常見症狀

賴女士自 45 歲起，常有眼睛疲勞及乾澀的感覺，且同時合併有兩腿膝蓋及關節周圍痠痛現象，常常話講不到一半就猛吞口水，還必須常常喝水，以緩解口乾舌燥的狀況。加上有慢性陰道炎及類似更年期的症狀，更令她備感困擾，雖然已經接受一段時間的荷爾蒙治療，症狀卻沒有明顯改善。

▶ 症狀成因

在醫學上來說，凡是眼睛跟嘴巴出現乾燥的情形，都稱做「**乾燥症**」。一般來說，造成嘴巴及眼睛乾燥的原因有很多，主要包括：

- 年紀大所造成的**淚腺及唾液腺的退化**。
- 服用藥物，如治療感冒症狀時，**常用含有抗組織胺類的藥物**。
- 因頭頸部腫瘤，而曾經接受**頭頸部放射治療**。
- 本身患有**糖尿病、慢性 B 型或 C 型肝炎帶原者**。
- 服用某些**治療精神科疾病的藥物**。
- 患有**休格林氏症**。休格林氏症是一種因免疫系統失調，而造成乾燥症狀的自體免疫疾病，好發於 50 歲上下的

女性，臨床上多以嘴巴乾或眼睛乾來表現，因此常被通稱為「乾燥症」。

▶ 疾病診斷

乾燥症的檢查，除了由眼科做眼睛的乾燥程度檢測（Schirmer's Test）外，更重要的是接受血液的一般檢查及免疫血清檢測。一般血液檢查包括：

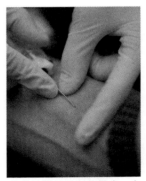

◆ 對診斷是否為乾燥症，血液檢查是項重要的檢測。

- 白血球、血紅素以及血小板的數目。
- 肝臟、腎臟功能與電解質的檢查。
- 特殊免疫血清檢查，如抗核抗體（Anti-nuclear antibody，簡稱 ANA）、休格林 A 及 B 抗體（SS -A / SS - B antibody）。
- 若免疫血清檢查發現異常，可加做核子醫學檢查，唾液腺攝影（Xialoscintigraphy），進一步評估口腔乾燥程度。
- 若以上檢查仍無法排除乾燥症，則可請口腔外科或牙科進行唾液腺切片病理檢查來確定。

▶ 治療方式

當經過檢查後，若沒有免疫系統方面的疾病，只需症狀治療即可；若發現免疫方面的異常而診斷為休格林氏症（註）時，則需進一步接受免疫調節藥物的控制。由於休格林氏症是一種自體免疫疾病，除了人工淚液與刺激口水

分泌的藥物外，有些病患甚至需要使用免疫調節作用的抗瘧藥，如奎寧、類固醇或其他免疫抑制劑藥物，才能使失控的免疫系統得到控制。

▶ 可能警訊

　　當出現嘴巴乾或眼睛乾時，別以為沒什麼大不了，應盡速尋找專門的免疫風濕科醫師，仔細檢查看看，是否得了「休格林氏症」。因為休格林氏症患者，得到淋巴瘤或其他血液惡

（註）何謂休格林氏症？

休格林氏症可以單獨發生，又稱做原發性休格林氏症；或和其他的自體免疫疾病同時發生，稱做「次發性休格林氏症」，最常見的是「類風濕性關節炎」，其次為「全身性紅斑狼瘡」。其他還包含了全身性硬皮症、多發性肌炎、皮肌炎或混合型結締組織病變等自體免疫疾病。當和這些自體免疫疾病同時存在時，除了唾液腺與淚腺的侵犯外，休格林氏症還會侵犯皮膚、肺臟、胃腸道、腎臟、膀胱及肌肉骨骼等器官，甚至也會有全身性的侵犯。

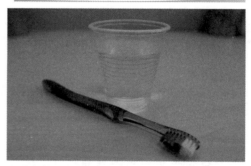

◆ 休格林氏症患者容易蛀牙，所以一定要勤刷牙。

性腫瘤的機會比一般人高，因此定期的門診追蹤檢查也是非常重要的。此外，由於此症候群的患者容易蛀牙，所以吃東西後一定要勤刷牙，以確保口腔衛生。

▶ 生活照護

　　休格林氏症候群通常是一個比較良性的自體免疫疾

病，一般並不影響正常壽命，只是會因為失眠、頻尿、乾咳、呼吸困難或其他全身性的症狀，使生活品質受影響。

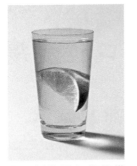

▶ 如何預防

◆ 眼睛乾

- 必須避免長時間看書、看電視。
- 避免面對冷暖氣出風口或窗口，而造成淚液容易散發。
- 經常補充人工淚液，以防止併發症產生。

◆ 可以飲用無糖檸檬水，並養成少量多次喝水的習慣。

◆ 嘴巴乾

- 有一些會刺激增加唾液分泌的食品，如無糖口香糖、無糖檸檬水或維他命C嚼片等，可以產生一些幫助。
- 養成少量多次喝水的習慣。

健 康 小 提 醒

嘴巴乾、眼睛乾	
好發族群	中年婦女
求診科別	風濕免疫科
易發季節	無
照護要點	・依照醫囑服藥 ・注意眼睛及口腔的定期檢查及清潔 ・定期到醫院做追蹤檢查 ・避免需要長時間使用眼睛的活動 ・平常可吃些能增加唾液分泌的食品

嘴破、
口腔潰瘍

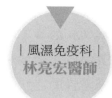

| 風濕免疫科 |
林亮宏醫師

常見症狀

50 多歲的藍先生，從 40 歲左右起便常常出現嘴巴破的情形，而且時常感冒，很久才會痊癒。每當嘴巴破時，藍先生會疼痛到無法進食，連說話都有困難，不但影響到工作表現，甚至因為嘴巴疼痛而導致失眠，加上無法進食，體重也跟著下降。有時口內潰瘍傷口同時高達 20 個以上，口腔可以潰爛的地方，如舌尖、舌緣、舌根及舌下，無一處安然無事，連喉嚨也嚴重潰爛，想吞個口水都要有十足的勇氣。

▶ 症狀成因

　　口腔潰瘍的症狀，輕者可能只是單純因為不小心被牙齒咬到、喝熱湯時被燙傷，或是食用了過於刺激的食物，如辣椒或檳榔等所造成。但當口腔潰瘍症狀嚴重時，則要考慮是否為全身性紅斑狼瘡（Systemic lupus erythematosus, SLE）、休格林氏症（乾燥症）等自體免疫疾病所造成的問題。一旦發現口腔潰瘍**長時間無法癒合，且合併身上其他地方出現皮膚丘疹**，則要考慮到是否為「血管炎」，而另一個要考慮的則是「口腔癌」。另外，當口腔潰瘍同時**合併眼睛結膜發炎或尿道發炎時**，則要考慮到是否為「貝

塞氏症候群」（Behcet's syndrome）。

▶ 疾病診斷

- **全身性紅斑狼瘡、休格林氏症（乾燥症）等**：需要做血清免疫方面的檢查，以求證實。
- **血管炎**：需要做血管炎相關的免疫學檢查，或進一步做組織切片檢查，以求證實。
- **口腔癌**：需要做組織切片檢查，以求正確診斷。
- **貝塞氏症候群**：並沒有特殊的抽血檢查可以直接證實是否罹患此病，還是需要靠臨床表現，以及血清免疫檢查結果為陰性，以排除其他免疫疾病，進而得到最後診斷。

▶ 治療方式

　　口腔潰瘍的治療，首先要將症狀控制住；除了一般的「口內膠」與「漱口水」外，臨床上也會給予小劑量「類固醇」，甚至也會給予「秋水仙素」。若口腔潰瘍的症狀和自體免疫疾病有關，則同時會合併給予「奎寧」，以控制症狀。

▶ 可能警訊

　　口腔潰瘍有可能是某些重大疾病，如全身性紅斑狼瘡、貝塞氏症候群或口腔癌等疾病的冰山一角。因此，若出現口腔潰瘍有反覆發作的情形，且情況嚴重到無法以一般藥物控制，或是合併其他症狀時，記得一定要趕快找醫師做詳細的檢查與治療。

▶ 生活照護

- **吃冰涼的食物**：有些口腔潰瘍的患者，會疼痛到無法進食，建議可以吃點冰淇淋，一方面減輕疼痛感，另一方面則可藉此獲得足夠的熱量，以維持體力。

- **勤運動**：預防嘴破的不二法門，就是養成運動的習慣、規律的睡眠，以及多吃蔬菜水果，藉此提升人體免疫力，以避免嘴破發生。

- **多喝水**：喝水可維持唾液分泌，讓口腔黏膜組織避免受到壓迫，也能預防嘴破。但別以為喝鹽水能夠殺菌就猛灌鹽水，因為水分容易隨著鹽分流失，反而會造成反效果。而過量的含糖飲料，也會阻礙腸胃道的吸收能力，所以最好的選擇還是喝水。

不要忽略了口腔潰瘍的嚴重性

大部分人都以為口腔潰瘍一定會痛，其實並非如此。全身性紅斑狼瘡的患者，他們的口腔潰瘍就大多不會痛，且口腔潰瘍的部位，多位於上顎的深處，因此病患本身常常並不知道自己口腔有潰瘍，而是經由醫師做口腔檢查才發現。

除了看口腔潰瘍的症狀是否會疼痛，也要注意到潰瘍的大小、分布位置、表面顏色及是否有相關的併發症，如發燒、關節肌肉痠痛、淋巴結腫脹疼痛等。

此外，**口腔潰瘍發作的頻率**，也是一項警訊。究竟是好幾年才發生一次？還是一年發生好幾次？如果只是好幾年才發生一次，且每一次發作只持續 2 至 3 天，再加上潰瘍發生前，可能曾有牙齒去咬到或熬夜的誘發因子，則可不用緊張；相反地，若是一年之內發生三次以上，或是症狀非常嚴重，又同時合併其他症狀時，則需要做進一步的檢查，才能徹底將躲在背後的疾病揪出來。

▶ 如何預防

- 少吃刺激性的食物，太過酸、甜、苦、辣、燙的食物，都會直接刺激破損的黏膜傷口，容易造成口腔不適。
- 可多吃冰涼的飲食，冰淇淋、冰牛奶、冰開水等食物，對口腔黏膜會產生局部麻痺的作用，以利吞食。
- 多休息，以減少體能的消耗。
- 多喝水，以補充體內喪失的水分。
- 多注意口腔內的清潔。為了避免潰瘍復發，要消除留存的病媒菌，最好於此段時間內多注意口腔清潔，同時早晚以漱口水加強效果。

健 康 小 提 醒

嘴破、口腔潰瘍	
好發族群	各種年齡都可能發生
求診科別	風濕免疫科
易發季節	無
照護要點	・多休息 ・保持適當運動 ・多喝水 ・適時吃些冰涼的食物

牙齦出血
（牙周病的前兆）

｜牙科｜
鍾先揚醫師
審訂

常見症狀

從事業務工作的徐小姐，平時在外奔波，拜訪客戶，三餐中幾乎有二餐都是外食，雖然還不到 40 歲，但她發現身材逐漸走樣，深怕從此成了「小腹婆」，因此對飲食開始要求清淡，也會盡量散步、多做運動；不過，最近早晚刷牙時卻發現很容易牙齦出血，而且牙齦有愈來愈萎縮的趨勢。擔心害怕之餘，她趕緊向牙醫師求診，診斷發覺竟是初期的牙周病。現在的她，隨身都攜帶清潔口腔的用具，一吃完東西就刷牙，以防止症狀愈來愈嚴重，到時萬一沒牙吃東西就來不及了。

▶ 症狀成因

　　牙周病即牙齒周圍組織的疾病，可說是牙齒的隱形殺手。如果刷牙時非常容易流血，同時有口臭的困擾，可能已經有牙齦發炎的情形，若再不注意，便極可能演變為牙周病。

　　造成牙周病的主要原因，除了個人清潔方式不當，以及忽略口腔保健的重要性，因而形成牙菌斑而引起局部牙齦發炎之外，現在也漸漸發現有一些導致免疫系統及復原能力受

降低的全身性因素，與罹患牙周病有所關聯。其他可能罹患牙周病的原因，還包括：

- 吸菸。
- 壓力。
- 飲食不當或偏食。
- 懷孕或服用口服避孕藥。
- 系統性疾病如糖尿病。
- 白血病。
- 愛滋病。
- 服用某些藥物如降血壓藥、抗癲癇藥。

　　一般在用過餐之後，牙齒表面多少會有一些食物殘渣堆積，如果沒有經過徹底的清除，通常吃完東西 20 分鐘後，口腔內的細菌就會藉著口水中的黏性蛋白質等作用，形成附著在牙齒表面的一層薄膜，這就是所謂的「**牙菌斑**」。而牙菌斑若不能適時除去，尤其是在一些容易積藏的地方，如牙齦邊緣的牙齦溝、牙齒的鄰接面、固定式假牙（牙橋）的底部、矯正器上等，隨著時間及唾液中礦物質的累積，慢慢地就被鈣化成像小石子一樣的東西，也就是大家耳熟能詳的「**牙結石**」，牙結石會進一步助長牙菌斑的堆集。

　　而這些牙菌斑會不斷地釋放毒素，使得牙齦組織（也是我們俗稱的「牙肉」）、牙齒牙根部的牙骨質、牙齒周圍的牙周膜及齒槽骨等牙周支持組織，開始慢性發炎，甚至吸收破壞，例如齒槽骨的損害，使得牙齒的基座會被破壞，牙齒就會不穩，甚至掉牙，影響咬合的功能。這就是

牙周病的過程。

▶ 診斷治療

　　牙周病造成齒槽骨流失，的確會使覆蓋在其上的牙肉愈來愈低。不過，牙周病只是造成牙齦萎縮的眾多原因之一，其他的原因還包括：

- **牙齒外型**：偏三角形的自然牙或是外型不良的假牙。
- **牙周組織太薄**：東方人大多擁有較薄的軟硬組織，受到任何外力，如矯正治療、夜間磨牙或是潔牙動作太用力，都會比牙周組織較厚的人容易萎縮，所以更要加倍呵護。
- **不當的口腔衛生習慣**：刷牙太過度、力道太重、工具使用不當等，也常造成牙齦萎縮。
- **年齡**：去除上述可能原因，健康的牙齦也會隨著年紀而有些許萎縮，此屬於自然老化現象。
- **其他**：唇繫帶拉扯、磨牙、不良的假牙邊緣、排列不良的牙齒等。

　　其他由醫師所執行的牙周病檢查包括：X 光、牙周囊袋測量，都可以科學的數據呈現牙周病的破壞程度。事實上，牙周病是一個慢性病的表現，積極治療後，還是需要隨時注意口腔衛生。

　　至於要怎麼治療牙周病？可分為兩部分：

- **牙齦炎或輕微牙周病初期的患者**：牙醫師會進行深部牙結石的清洗，以及牙根刮除術，並配合口腔清潔維護的

相關衛教，包括正確的刷牙方式及牙線的使用。患者必須半年定期回診一次，通常都能得到不錯的治療效果。

- **中度或嚴重牙周病的患者：**需要分階段做牙周治療，來控制疾病的惡化；針對牙齒破壞比較嚴重的區域，就必須進行牙周手術來改善。患者進行治療後，仍需要 3 個月至 6 個月回診一次，進行全口牙結石的清洗及牙周囊袋的檢查。

▶ 可能警訊

牙齦常會出血極可能是「牙齦炎」或牙周病的前兆。而早期的牙周病症狀並不明顯，甚至可能毫無症狀。通常最早發現的是「**邊緣性牙齦炎**」，臨床上常可見到：

- 牙齦腫脹、化膿。
- 牙肉的顏色變成深紅色或暗紅色。
- 刷牙時非常容易流血。
- 患者可能同時有口臭的情形。
- 咬合無力、牙齒搖動。

▶ 生活照護

根據國內多項公共衛生調查的資料數據得知，**我國成年人牙周病的罹患率高達九成**，這表示大家其實普遍都有牙周病的問題，只是程度輕重不同的差異而

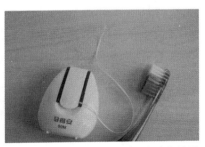

◆ 平時正確刷牙及使用牙線，每半年洗牙一次，可以常保口腔衛生。

已。而細究 35 歲以上成年人牙齒脫落的原因，牙周病更是主要元兇。因此我們必須對牙周病有完全且正確的了解，才能遠離牙周病的侵蝕，並擁有一口健康的牙齒。

▶ 如何預防

- 養成良好的口腔衛生習慣，正確的刷牙方式及牙線、牙縫刷的使用。
- 每半年定期回診檢查，進行口腔內牙結石的清除及專業的檢查。

健 康 小 提 醒

牙齦出血	
好發族群	口腔衛生不良、牙周病患者、40 歲以上成人、身心障礙患者、行動不便者
求診科別	牙科
易發季節	一年四季
照護要點	・做好個人口腔衛生工作 ・定期前往牙科醫療院所看診 ・牙周病患者應積極清理口腔並加以治療

＊本文原作者為陳敬之醫師。

黑眼圈

｜中醫部｜
傅元聰醫師

常見症狀

珍貴的熊貓是種惹人喜愛的動物，尤其是牠眼睛周邊的黑眼圈，更是令人看了忍不住要大叫「卡哇伊」。不過，若是人的眼睛周圍出現了熊貓眼，不僅不可愛，還很可能是身體出了狀況，23 歲的梁小姐便是最好的例子。梁小姐不僅身材窈窕，笑容又親切，可惜從小就擺脫不了黑眼圈的糾纏，因為這樣，周遭的親朋好友都忍不住暱稱她為「熊貓妹」。很多初識者看到她也都忍不住會問：「是不是沒睡飽？」備感困擾的她，極力想改善此種窘況，於是花大錢購買各種聲稱有效的眼部保養品，卻始終不見成效，讓她十分沮喪，最後只得尋求醫師的幫忙。

▶ 症狀成因

眼睛周邊的皮膚是人體皮膚最薄的部位，眼皮每天眨動近萬次，不僅彈性纖維及膠原蛋白容易流失，連皺紋也很容易生成。加上眼皮少有任何組織可幫助支撐，隨著年紀增長，不斷受到地心引力的影響，因而產生下垂及眼袋。另外，眼睛周圍的皮膚皮下疏鬆結締組織豐富，神經末梢、微血管分布多，加上眼部少有皮脂腺、汗腺分布，所以眼下的皮膚也容易暗沉無光澤，而這些都是造成黑眼圈的因素之一。當

然，黑眼圈的形成複雜，還包括以下原因：

◆ 遺傳

天生眼皮較薄或是先天皮膚色素較深，經由光線的折射，容易使得眼睛周圍的靜脈血管顏色呈現黑紫色。

◆ 過敏性體質

過敏性鼻炎、異位性皮膚炎、氣喘等患者，因鼻部腫脹導致眼部血液循環差，也容易使眼睛周圍呈現暗青色。有過敏體質的人，也會因為眼睛容易發癢，而經常搓揉眼部，造成眼部皮膚暗沉。

◆ 疲勞或睡眠不足

長時間用眼或睡不著，會導致眼眶周圍靜脈微血管充血與組織水腫，經過長時間反覆充血刺激與血紅素沉積，黑眼圈便會逐漸形成。休息足夠，黑眼圈會逐漸消失；若長時間熬夜、失眠，黑眼圈會持續存在。

◆ 老化

由於皮膚老化、鬆弛，因而產生陰影與皺摺，使得眼周暗沉，同時形成眼袋。

◆ 吸菸與酗酒

長期吸菸會刺激眼睛，造成結膜及眼眶充血現象，而香菸燃燒的焦油成分，也會加速皮膚的老化與暗沉。此外，酗酒也會使血管因長時間充血，導致血色素因血管破裂而沉積，使眼周看起來黯淡無光。

◆ 日曬

長時間處在太陽下，容易因紫外線照射，導致皮膚色素沉澱。

◆ 藥物作用

服用血管擴張劑，也會造成黑眼圈。長時間服用血管擴張劑，黑眼圈會持續，停藥後會好轉。

◆ 外傷

因一時的外力，撞擊到眼睛或眼睛周邊，也會造成黑眼圈。

▶ 診斷治療

若有過敏體質、長期失眠或外傷的情況，須先接受治療改善。有吸菸、喝酒習慣的人，應先戒除此習慣。長時間疲勞者，必須調整自己生活作息。如果是日曬關係，則應該避免長時間日曬。關於黑眼圈的診治，就中醫來說，會採取「針灸」方式，針對氣的調理與促進局部血液循環，來改善病人的黑眼圈。

◆ 主穴

一般常會針灸的眼睛周圍穴道為：攢竹、魚腰、絲竹空、瞳子髎、承泣、睛明。

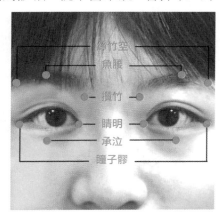

絲竹空
魚腰
攢竹
睛明
承泣
瞳子髎

◆ 配穴

一般眼睛疾病常會搭配的體穴為：

- 合谷、三陰交——改善氣血虛損。
- 脾俞、胃俞——改善脾氣虛弱。
- 腎俞、命門——改善腎精虧損。
- 膈俞、肝俞——改善氣滯血瘀。

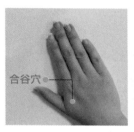 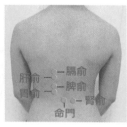 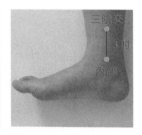

◆ 耳穴

一般常會針灸的耳穴為：眼點、心點、內分泌點、交感點、皮質下點、腎上腺點。

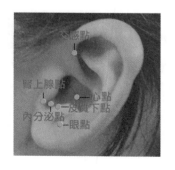

◆ 艾灸

一般常用眼睛周圍的艾灸法：利用迴旋灸法，灸眼周色素沉澱處，施灸至部位略成潮紅為度，避免燒灼到正常的皮膚。

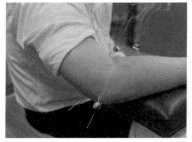

◆ 艾灸

▶ 可能警訊

如果長期處在黑眼圈的狀態，必須留意可能是：

- 有氣喘、過敏性鼻炎、異位性皮膚炎等過敏性體質，需先就醫治療。

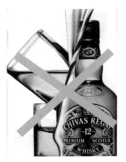

- 長期服用血管擴張劑，應諮詢醫師，是否減量或停藥。

- 有長期吸菸或喝酒的習慣，應戒除此不良習慣。

- 過度疲勞、長期失眠或出現皮膚老化的現象，應盡速調整生活作息，勤做眼部按摩。

- 頭部或眼部有外傷的情形，應盡速就醫治療。

- 經常性的長時間日曬，做好防曬及減少日曬時間。

▶ 生活照護

◆ 眼部按摩

- 平時可多做眼部按摩，步驟為：
1. 以中指和食指，沾取少許潤滑油、面霜或乳液，輕塗在下眼瞼處，由內向外方向輕推約三至五次，推到眼尾時稍向上提起。
2. 以中指和食指，沾取少許潤滑油、面霜或乳液，輕塗在眼框上，由內向外按壓約三至五次。

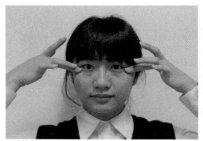

◆ 眼部按摩步驟 1

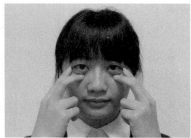

◆ 眼部按摩步驟 2

◆ 眼睛外敷

- 利用眼睛外敷的方式，像是：
1. 蛋清，有美白肌膚的作用。
2. 小黃瓜片，含豐富維他命 C，可防止皮膚老化暗沉。
3. 綠茶，含有多酚，能抑制自由基對皮膚的破壞，眼部外敷冰的綠茶包，也可以減緩黑眼圈作用。

不過外敷後不建議直接曬太陽，否則紫外線會引起外敷成分變化，而造成反效果。

▶ 如何預防

- 平時應多注意自己的生活作息，避免熬夜，保持適度的休息，勿過度疲勞。
- 長期處於失眠狀態的人，應接受睡眠諮詢及治療。
- 若屬於過敏體質或外力撞擊眼部時，應盡早接受治療。
- 平時可多做眼睛按摩，勤加保養以預防黑眼圈、眼袋的出現。

健 康 小 提 醒

黑眼圈	
好發族群	過敏體質、失眠、長期疲勞的人
求診科別	・**過敏體質者**：耳鼻喉科、中醫科 ・**失眠者**：神經內科、家醫科、中醫科
易發季節	一年四季
照護要點	・**過敏患者**，應遠離過敏原 ・**失眠患者**，應治療失眠 ・**長期疲勞者**，應多休息，並改變生活作息 ・**平時**勤做眼部穴位的按摩

失眠

│家庭醫學科│
宋禮安醫師

常見症狀

30歲的王先生，大學時期就常熬夜唸書，遇到課業壓力大時，還會難入睡又容易驚醒，而且常常一醒來後，得躺上好一陣子才能再度入睡。為了解決失眠問題，王先生曾經借助安眠藥入睡，效果也還不錯，但由於他很擔心會藥物成癮，因此強迫自己盡量避免使用安眠藥。由於心裡莫名的恐懼，現在只要天一黑，王先生就覺得應該早點回家，準備上床睡覺，以免自己晚上失眠。無奈的是，無論他多早上床睡，依然在床上翻來覆去，整夜都無法熟睡。長期失眠的結果，導致他白天常頭暈腦脹、沒精神、心悸、胸悶、四肢無力，感覺整個人似乎要解體崩潰了，更別提能有心力專注在工作上面。如此惡性循環之下，王先生整個人不僅身體變差，連精神都萎靡不振，只好求助家庭醫學科的醫師。

▶ 症狀成因

　　失眠不是無中生有的現象，而是由許多原因造成的，這些因素包括心理、環境、醫療、刺激物及年齡等因素。如果將失眠以病因學來看，可以分為：

◆ 次發於精神疾病的失眠

　　焦慮、憂鬱及適應障礙，常是失眠的主因，而內因性的嚴重精神病，如精神分裂症、躁鬱症等，也常造成失眠。

◆ 次發於身體疾病的失眠

　　很多身體疾病都會影響睡眠，最常見的有：

- 疼痛，如頭痛、胃痛、心絞痛、關節痛等，這些疼痛性的疾病，會讓病人痛得睡不著或半夜痛醒。
- 心臟衰竭、呼吸道疾病、肥胖的病人，常因呼吸困難而醒來。
- 甲狀腺功能異常、腎功能異常、帕金森氏病等疾病，也常伴隨有失眠現象。
- 特殊的睡眠疾病，如睡眠呼吸中止症，也是以失眠為主要表現方式。

◆ 藥物或食物引起的失眠

　　藥物或食物也會造成失眠，常見的如酒精、含咖啡因的飲料、呼吸道擴張劑、類固醇及某些降血壓藥等。

◆ 原發性失眠

　　還有些人的失眠是找不出任何原因的，這一類的失眠稱之為「原發性失眠」。

▶ 診斷治療

　　一般在處理惱人的失眠，醫師多會建議患者先採取以下步驟：

1. 調查清楚引起失眠的潛在因素，如壓力、失去親人等。
2. 了解失眠的原因後，可從心理的調適、生活型態的改變、行為習慣及環境的改變等著手，也能有所幫助。
3. 若任何方式都努力過，仍然會失眠，就必須諮詢專業的醫師，接受完整的治療。通常醫師會給予鎮靜安眠藥做短暫的使用，以協助治療，待養成良好的睡眠習慣後，可再與醫師討論逐漸減少用藥量，直到停止用藥。

目前，治療失眠的藥物，大致有以下幾種類別：
● 傳統的鎮靜安眠藥。
● 具鎮靜效果的抗憂鬱劑，優點是無藥物依賴性。
● 新出品不具成癮性的鎮靜安眠藥。

▶ 可能警訊

失眠會造成白天常覺得疲累、頭痛、頭暈、記憶力變差、注意力不集中（須預防操作機械、車禍、跌倒等意外事故的發生）、易怒等，所以若自己找不出失眠原因，或失眠持續存在，且對生活逐漸產生干擾，則應盡速看醫生，千萬不要自行購買不明安眠藥服用。倘若長期失眠，沒有適當的治療，則容易產生精神方面的疾病，如憂鬱症或焦慮症等。所以必須經由醫師專業的檢查及評估，對症治療，才不會延誤潛在病情或因處置不當，而成為「慢性失眠」。

▶ 生活照護

平時即應養成良好的睡眠衛生準則，包括：

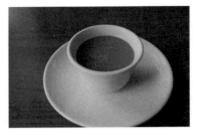

◆ 若有失眠的情況，下午開始就宜避免飲用咖啡、濃茶等刺激性飲料。

- 進行認知行為治療，包括放鬆練習，如做肌肉放鬆練習、聽放鬆的音樂。以正面的想法來取代負面的認知想法。刺激控制，如強化臥室與睡眠之間的關聯。

- 培養持續有規律的運動（但避免入睡前 6 小時運動）。

- 從下午起就宜避免飲用刺激性飲料，如咖啡、可可、濃茶、可樂等，均含有咖啡因，會影響入睡。

- 盡早戒菸，因尼古丁會刺激大腦阻斷睡眠，使夜間睡眠被中斷因而甦醒。

- 避免飲用酒精飲料，特別是在睡前 3 小時內。雖然酒精有抑制大腦活動力的效果，初期的確能幫助誘導睡眠，但也會導致半夜甦醒、淺睡、惡夢及醒後頭痛等現象。

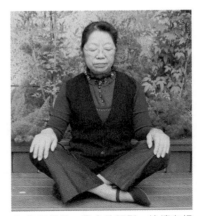

- 睡前宵夜勿過度飽脹，清淡的點心及溫牛奶，都有助於入睡。

- 睡前自我放鬆，如看書、聽輕音樂。

◆ 修正個性、學會放輕鬆、持續有規律的運動，都有助於改善失眠。

● 改變周遭的環境,如遮光、無噪音、播放柔和的音樂等。
  另可於黑暗房間中睡眠,讓褪黑激素增加,有助於大腦
  的舒緩作用。

● 培養良好的睡眠衛生準則,安排舒適的睡眠環境,像是
  把臥室只當成睡覺的場所、養成定時入睡與起床的良好
  睡眠習慣等。

▶ 如何預防

● 認識了解自己失眠的成因。

● 生活調養法,如修正調整容易緊張與焦躁的個性、學會
  放輕鬆、改善睡眠的環境。

● 飲食調養法,可多吃富含色胺酸的食物,如小米、芡實、
  蕎麥仁、葵瓜子、南瓜子、腰果及開心果等。

● 運動調養法,如持續有規律的運動或練氣功。

● 妥善的治療各種慢性疾病。

健 康 小 提 醒

失眠	
好發族群	常見於老人、女性、更年期、離婚、喪偶及分居者
求診科別	家庭醫學科、神經內科、精神科
易發季節	無
照護要點	養成良好的睡眠衛生準則

不可忽視的肩頸胸背部症狀

肩膀、後頸部疼痛

｜神經外科｜
林英超醫師

常見症狀

30 歲的劉先生頸部、肩膀疼痛有半年之久，右手無法舉過肩膀，同時也覺得右上臂無力，看了一般骨科門診，診斷是「五十肩」，雖然服藥及復健，但仍然無法緩解疼痛感。之後又陸續看了許多醫師，想找到病因，直到神經外科醫師重新為其診斷，才知道原來是「頸椎椎間盤突出症」，必須施行前側或後側微創手術，術後幾乎不會有後遺症，症狀也能完全解除。

▶ 症狀成因

頸部的脊椎是由七節骨椎所構成，頸椎之間由圓盤狀的軟骨連結，一般稱為「椎間盤」。椎間盤是一個有彈性的結構，就像是一個彈簧一樣，能夠緩衝頸椎受到外力時的擠壓或碰撞，並維持頸部的結構。如果因為退化、姿勢不良或使用不當，會使椎間盤這個彈簧失去彈性而發生問題。椎間盤常是脊椎最早發生退化的位置，當然其他位置也可能因退化而產生肩頸疼痛症狀。

後頸部疼痛，一般分為「上後頸部」及「下後頸部」疼痛。上後頸部常伴隨有後枕部頭痛，一般以頸椎因性頭痛治療之；下後頸部疼痛則常伴隨著一側或兩側肩膀麻痛，有時也會有上肢無力感。

常見造成肩膀、後頸部疼痛的原因包括：

- 急性頸部肌肉扭傷或拉傷（包括俗稱的「落枕」）。
- 頸部筋膜炎，長期因姿勢不良引起。
- 頸椎後縱韌帶鈣化或骨化。
- 頸椎關節疼痛症。
- 頸椎解離。
- 頸椎椎間盤突出症。
- 頸椎骨折。
- 良性或惡性腫瘤。
- 感染。
- 僵直性脊椎炎。

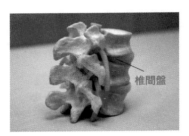

◆頸椎正面圖。

▶ 診斷治療

當下頸部疼痛產生且持續一段時間，仍無法獲得舒緩，通常醫師會先詢問以下問題：

- 是否伴隨有肩膀麻痛，甚至上肢無力感或上肢麻痠痛至手指等症狀？
- 是否有頸部僵硬感？
- 是否有壓痛點？
- 是在單側、兩側或中央疼痛？
- 什麼情況會引發疼痛？
- 是終日疼痛或是每天某一時段才發生疼痛？
- 是否因某次外傷後才發生？

經過上述描述，醫師可由其中發現頸部疼痛的發生原因。當然，原因也可能不只一種，若是合併有肩膀麻痛，

甚至於右上臂痠麻，則伴有神經壓迫。最後的診斷，仍需要靠醫師以詳細的神經學檢查，再輔以 X 光、電腦斷層（CT）、核磁共振攝影（MRI）、神經傳導檢查及肌電圖，目前則多以核磁共振攝影為主要參考的依據。

診斷後的治療方式可分為：

- 若是姿勢不良引起，即可以改變姿勢、藥物、復健治療即可。
- 若是原因來自頸椎疾患，症狀合乎手術的適應症，在復健治療幾個星期仍不見效果時，則可以顯微手術治療。

頸椎手術目前除了「顯微手術」，「內視鏡手術」也已開始發展。不過，與腰椎不同的是，頸椎手術需要高一些的技巧，若技巧不夠，則雖然手術完成，但症狀可能不會解除。且手術的風險較高，成功率也較低，所以，在一開始就需要慎選手術施行醫師，目前仍建議以神經外科為優先選擇。

▶ 可能警訊

上肢某一部位發生長期痠麻，沒有壓痛點，在夜晚卻會疼痛並伴隨著無力，嚴重時肌肉可能會發生萎縮現象。如果肩頸痠痛包含如發燒、嘔吐、嗜睡、手腳單側無力，極可能為顱內腫瘤、腦血管瘤、中樞神經感染腦膜炎等，都是不容忽視的警訊。

▶ 生活照護

　　對於長時間需低頭工作的族群，如
辦公室職員、學生、勞工等，須注意：

- 工作時頸部少彎曲及反覆性動作。
- 維持正確的站、坐姿式，不過度保
  持同一種姿勢。
- 時常做頸部運動，減少乳酸在肌肉
  上的堆積，平衡頸部的工作量。

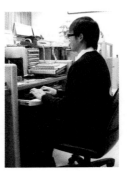

◆ 保持正確姿勢，不過
度使用頸部，是最好
預防肩膀與頸部疼痛
的方法。

▶ 如何預防

　　由於此症狀沒有好發的特定族群，各年齡層不分男女
都有可能有肩頸痠痛困擾，如家庭主婦、學生、辦公職員、
勞力工作者等，只要頸部使用過度都有機會發生。所以保
持正確的站、坐姿式，還有頸部不過度使用為原則，就是
最好的預防方式。

健 康 小 提 醒

肩膀、後頸部疼痛	
好發族群	各年齡層，不分男女
求診科別	神經外科
易發季節	無
照護要點	・正確的站、坐姿 ・不過度使用頸部 ・常做頸部運動

肩頸僵痛

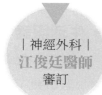

｜神經外科｜
江俊廷醫師
審訂

常見症狀

李先生今年 35 歲，兩週前得了感冒，有流鼻水、咳嗽、頸痛、喉痛及全身疲痛的情形，體溫大多維持在攝氏 37 度上下，沒有發高燒。1 星期後，雖然咳嗽與流鼻水症狀稍有改善，但其他症狀沒有痊癒；身體疲痛、肩頸僵痛照樣持續，有時想要轉頭時更為難受，那種痛可向上至枕部，旁至兩肩，下至上背。李先生曾使用過止痛消炎劑、骨骼肌鬆弛劑，但效果並不理想。這次生病前並沒有外傷史，充滿疑惑的李先生來到疼痛科求診。

▶ 症狀成因

肩頸部的僵硬疼痛，不包括肩關節的關節痛，這是一般人常見的症狀，病人會感覺頸部和肩部僵硬疼痛，活動時更不舒服，嚴重時可能引起頭痛、肩部疼痛及手臂活動不良。肩頸僵痛的病因，原則上可以分為「外傷性」及「非外傷性」兩類，檢查時需要詳問病史，避免疏漏。

◆ 外傷性肩頸僵痛

因為車禍、運動傷害、暴力傷害、工作意外事件等造成，病因較易判斷，症狀也較明顯，像是：

- 頸部或肩部肌肉有拉傷、扭傷或挫傷病史，病人頸部及肩部肌肉受傷處疼痛，運動不便。
- 急性頸椎間盤突出或頸椎移位，有明顯的神經根壓迫症狀，其痛可放射到手上臂或下半身。

◆ 非外傷性肩頸僵痛

- **肌筋膜炎：** 如感冒、感染病、落枕造成的肌肉痠痛。
- **頸肌勞損：** 如長途開車、打電腦或使用平板電腦、智慧型手機。
- **免疫疾病之頸椎炎：** 如類風濕關節炎、僵直性脊椎炎等。
- **退化性關節炎或合併神經根症狀：** 這類患者常有頸椎退化。

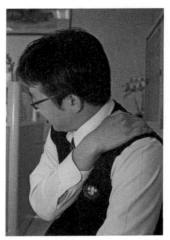

◆肩頸部的僵硬疼痛，是一般人常見的症狀。病因，原則上可以分為「外傷性」及「非外傷性」兩類。

- **腫瘤** 造成骨質的破壞，如骨癌轉移。
- **傳染病**，如骨結核病。
- 其他如**食道、心臟病及咽喉疾病的反射痛、精神官能症**等，有時也會感覺肩頸痠痛。

▶ 診斷治療

◆ 外傷性肩頸僵痛

外傷性肩頸僵痛，病人常連帶有外傷史，不管時間遠近程都要注意詢問。其大致可分為：

★肩頸部肌肉拉、扭、挫傷

可以用**觸診法**在受傷部位找到痛點，或局部腫脹、發硬等情形，常見的地方有胸鎖乳突肌、鎖骨上窩、斜方肌、頭夾肌、頸夾肌及頸最長肌和頸半棘肌，要小心尋找出痛點。一般可以用消炎止痛劑、物理治療法及疼痛科的方法治療。

★急性頸椎間盤突出、移位或骨折

通常是因重大外力重擊、車禍或意外跌落而發生，可用**敲擊法**找出痛點，但不太可靠。痛感很明顯時表示可能有局部骨折或韌帶受傷，若出現神經壓迫症狀，表示有椎間盤病灶，要進一步做 X 光或斷層掃描以確定病因，必要時，會合骨科和神經外科一起治療。

◆ 非外傷性肩頸僵痛

至於非外傷性疼痛，常見有下幾類：

★頸肌筋膜炎和頸肌勞損

可在發炎處找到痛點，依痛點部位分析。例如感冒的感染影響身體範圍較大，常是兩側肌肉，而勞損的肌肉常在斜方肌、頭頸夾肌、提肩胛肌，或是胸鎖乳突肌等處，可用消炎止痛劑、物理治療及疼痛科治療。

★免疫性頸椎炎

病人有類風濕症則時好時壞，僵直性脊椎炎則有晨僵症狀，但這在觸診時並不明顯。

★退化性關節炎，或有骨椎間盤突出壓迫神經症狀

病人除了有局部疼痛外，也可能向一側或兩側手臂放

射痛，頸部活動時症狀會加劇。此病應該找骨科、神經內外科、復健科或疼痛科檢查治療。

★腫瘤壓迫或骨質破壞

通常見於神經壓迫症及局部疼痛，要用 X 光及斷層掃描診斷，之後由腫瘤科安排後續治療。

★骨結核病

用 X 光或斷層掃描配合切片及細菌培養檢查，確診後用抗結核藥治療。

★其他

如精神官能症，食道、心臟或咽喉病引起，在肩頸部位找不到痛點，則依個別疾病治療。

由於肩頸疼痛病因可能橫跨內科、骨科、復健科及神經內外科，必須依不同病情先找相關科別診察治療。如果疼痛太厲害，也可配合疼痛科做治療，標與本二者兼治。

▶ 可能警訊

疼痛和運動不便是肩頸僵痛的主要警訊，對於「急性外傷性疼痛」，尤其出現神經根症狀時，如放射痛至上肢痠麻等，更要把握時間盡快找出病因馬上處理。而「非外傷之肩頸疼痛」雖非急症，但因影響生活品質之大，也要立刻治療止痛，打破惡性循環。所以止痛的症狀治療和病因根本治療是一樣重要的。

▶ 生活照護

- 平時行事宜小心，不可莽撞，以避免外傷。
- 運動、工作要適度，不可太過勞累。
- 寫字、打電腦、工作等，姿勢都要保持正確。
- 發現肩頸痛、身體痛、四肢痛等，拖延兩週仍不癒，不可等閒視之，要積極就醫。但也不可病急亂投醫，隨便以偏方治療。

▶ 如何預防

生活照護和預防兩者是一致的。

健 康 小 提 醒

肩頸僵痛	
好發族群	勞工族群、長時間坐辦公室者、曾發生撞擊意外病史者
求診科別	內科、骨科、神經內外科、疼痛科、復健科
易發季節	無
照護要點	・平常行事宜小心 ・運動要適度，不過度勞累 ・保持姿勢正確 ・若疼痛不止，應持續就醫治療

＊本文原作者為陳聰榮醫師。

前頸腫塊（甲狀腺）

|一般外科|
陳家鴻醫師

常見症狀

43 歲的陳女士，最近一年來頸部莫名其妙漸漸腫大，人還變得很怕熱，常常汗流個不停。明明沒吃壞肚子卻很容易腹瀉，而且頸部腫大處只要一按壓，就會出現呼吸和吞嚥困難的情形。驚惶不已的陳女士，很害怕自己頸部是不是長了惡性腫瘤，於是鼓起勇氣到一般外科求診，希望能找到答案。

▶ 症狀成因

由於頸部腫塊通常無其他伴隨症狀，常常是自己或親友不經意地發現。其可能的症狀包括疼痛、聲音沙啞與吞嚥困難等。一般來說，頸部前面部位腫大常為「甲狀腺腫大」，即俗稱的「大脖子」。

甲狀腺腫大在局部可以引起疼痛，也可以因腫大壓迫到附近器官，而導致呼吸或是吞嚥困難。此外，如果**甲狀腺荷爾蒙分泌過低**，還可能會出現怕冷、便秘、虛胖、容易疲倦、皮膚乾燥及心跳較慢等現象；但**甲狀腺荷爾蒙分泌過高**，則可能會有怕熱、易流汗、排便次數增加、容易腹瀉、心跳過快、手顫抖、急躁、體重減輕及食慾增加等現象。如果**腫大的部位發生在頸部側方**，則可能是淋巴腺腫大、腮腺腫瘤、皮脂腺囊腫（粉瘤）、組織發炎或是其

他的皮膚良性腫瘤。

引起頸部淋巴腺腫大的可能原因，可將其歸納為：

- **附近器官發炎而引起**，如扁桃腺發炎、牙齒膿瘍、喉咽發炎、中耳炎等。
- **癌細胞轉移引起**，如鼻咽癌、肺癌、胃癌、乳癌、大腸癌等的轉移，或者可能是惡性淋巴瘤、白血病等。
- **其他**，如德國痲疹、結核病等，也會引起淋巴腺腫大。

▶ 診斷治療

◆詢問病史

例如發現的時間有多久？最近是不是大得很快？有沒有發燒、疼痛或是喉嚨痛？家族裡面有沒有人罹患甲狀腺疾病？目前有沒有甲狀腺功能過高或過低的症狀？

◆理學檢查

用手觸診頸部，同時請病人做吞嚥動作，也會測量脈搏，有時會看看病患的手是否會顫抖。

◆實驗室及影像檢查

抽血檢驗甲狀腺功能，同時安排超音波檢查。超音波檢查安全、方便、操作簡單、便宜、敏感度又高，可測量結節大小，且可區分是否為囊腫。如果有必要，醫師會進一步安排放射性同位素掃描、電腦斷層攝影、核磁共振等檢查。

◆良性或惡性

檢查項目是先由超音波掃描來偵測結節的大小，以及探

測結節的性質，再進行甲狀腺細針穿刺細胞學檢查做確認。

如果細針抽取檢查是良性，將來變成惡性的機會不大。但也可能是第一次細針抽取未抽中惡性細胞，因此如果有臨床上的懷疑，仍需定期追蹤，重複再做細針抽取檢查。

一般來說，**40 歲以下**病患出現頸部腫塊，常是因為發炎性疾病或先天性變異；反之，超過 **40 歲以上**的病患，如果出現頸部腫塊，惡性腫瘤的機率便較高，特別是有**菸酒、檳榔成癮的人**。一旦發現頸部異常，需要積極檢查、尋求診斷，如果懷疑腫塊是病毒或細菌引起的淋巴結腫大，可給予經驗性抗生素治療觀察，如果超過三個星期仍不見改善，則應進一步就醫檢查。

甲狀腺疾病的分類

- **第一類**：僅有甲狀腺功能異常，並無甲狀腺腫大。
- **第二類**：僅有甲狀腺腫大，而甲狀腺功能正常。
- **第三類**：合併性甲狀腺腫大及甲狀腺功能異常。

▶ 可能警訊

一般說來甲狀腺結節在下列情況下屬於惡性，即甲狀腺癌的機會比較大：

- 年齡小於 14 歲或大於 60 歲以上，發生結節，且結節快速長大。
- 結節有壓迫感覺，或影響吞嚥，造成聲音沙啞。
- 結節大小超過 4 公分。

- 男性（女性結節發生機會較男性多，但如果男性有結節，要比女性更小心）。
- 頸部曾經照過 X 光，或曾暴露在輻射線之下。
- 單一結節比多發結節較容易是惡性。

▶ 照護及預防

　　如果是頸部淋巴結腫大，日常生活不會有什麼不便，只要注意是否有變大或疼痛感。因為太大的甲狀腺結節可能會有壓迫食道或氣管的情形發生，所以平時即應多加注意。單純的甲狀腺結節並不需特別限制飲食，但是甲狀腺亢進的病人應限制含碘食物（如海帶）的攝取，並注意生活作息規律，盡量避免刺激性的東西（如菸、酒、咖啡等），以免加重病情。

　　頸部腫塊無特殊預防方法，建議發現時，應儘速就醫，做完整的檢查。

健 康 小 提 醒

頸部腫塊（甲狀腺）	
好發族群	男女皆可能發生，都要注意，男性稍多於女性
求診科別	・**甲狀腺功能異常**：新陳代謝科或一般外科 ・**頸部腫塊**：一般外科或耳鼻喉科
易發季節	無
照護要點	發現時及早就醫，做完整的檢查

頸部腫塊

| 耳鼻喉科 |
葉鍾慧醫師

常見症狀

25 歲年輕的上班族小美，平時身體健康，作息正常，也極少有感冒生病等症狀。近日，小美洗澡時發現的左邊的脖子有一個不會痛的腫塊，小美擔心地詢問同事們是否有過同樣的症狀，小王說：「我爸爸有鼻咽癌，當初是因為鼻涕有血絲，再加上脖子有腫塊才發現的。」小美回答：「可是我沒有流鼻血呀！」小儷也急著說：「我阿姨因為一直心悸、體重減輕，常發抖、失眠，原本以為是心臟有問題，結果被診斷是甲狀腺亢進，妳是不是有同樣的症狀？」小美說：「我平常都有在運動、吃飯也吃七分飽，體重一直很穩定、而且睡眠充足，好像沒有同樣的狀況耶！」

耳鼻喉科醫師為小美做了詳盡的病史詢問、理學檢查及超音波檢查，發現是一顆小於 1 公分的腫瘤，其他部位則未發現異樣，因此建議只要規律追蹤，注意是否出現其他新的症狀，必要時再切片確立診斷，讓小美鬆了一口氣。

▶ 症狀成因

　　頸部腫塊大致上可以分為發炎性（感染性）疾病、先天性疾病和腫瘤性疾病三類。而病患的年紀通常也是醫師鑑別診斷的重要因子之一：

● **兒童**多以發炎性（感染性）疾病、先天性疾病為主。

- **16 至 40 歲**的族群也以發炎性（感染性）疾病、先天性疾病為主，唯惡性腫瘤的機率也隨年紀的增長而增加。
- **大於 40 歲**的年紀族群，則要考慮腫瘤性疾病為優先，且以排除惡性腫瘤為主要目的；特別是曾經有暴露過菸、酒、檳榔的人，頸部惡性腫瘤的機率更高。

除了年紀，**頸部腫塊生長的型態**也很重要，包括持續時間、生長速度，以及是否伴隨疼痛。

- **若頸部腫塊已存在多年，且大小無變化**，多為良性腫瘤（如良性唾液腺腫瘤或良性神經瘤）。
- **若為快速長大的頸部腫塊**，必須考慮感染疾病或進程快速的淋巴瘤。
- **若頸部腫瘤忽大忽小，因感冒或上呼吸道感染而變大**，則多為先天性囊腫。

其他表現的症狀，也是鑑別診斷的重要因子：若有疼痛、聲音沙啞、吞嚥困難、耳朵疼痛、流鼻血、口水有血絲⋯⋯等，則要懷疑是否上呼吸消化道有惡性腫瘤，因而伴隨頸部淋巴結轉移。

▶ 診斷治療

發現頸部腫塊，首先必須確認腫塊的位置，是在中線還是側邊。頸部中線的腫塊包括先天性腫塊（甲狀舌骨囊腫等）、甲狀腺腫等；側邊腫塊則包括：下頜腺腫瘤、腮腺腫瘤、先天性腫塊（鰓裂囊腫）等；而淋巴結且可能出現在頸部任何位置。

頸部淋巴結分為良性及惡性。因為頸部惡性淋巴結轉

移，原發部位多為頭頸部癌症，因此必須由專業的耳鼻喉科醫師檢查口腔及其他頭頸部位是否有異樣。

其他可用來檢查的工具包括：

- **鼻咽內視鏡**，以確認鼻咽、喉及下咽部位。
- **頭頸部超音波檢查**，詳細確認頸部腫塊的相對位置，具有及時、可近性、且不具有輻射線等特點，必要時可以超音波做細針穿刺，做細胞學檢查。
- **抽血檢查**，如白血球、C 發炎蛋白、紅血球沉降速率、甲狀腺功能、可萃取式核抗原（懷疑乾燥症造成唾液腺病變時所檢驗的抗體）。
- **頭頸部電腦斷層或磁振照影檢查**。
- **切片檢查**，以細針穿刺、超音波、影像學檢查等僅輔助鑑別診斷，確診以切片檢查的病理報告為主。

▶ 可能警訊

有些頸部腫塊須盡早處理，例如：

- **深頸部感染**：以頸部腫塊來表現，須配合症狀，包括發燒、頸部腫塊疼痛、呼吸困難等，若有此症狀，應盡早求診確立診斷，以抗生素治療或手術切開引流。
- **惡性腫瘤**：以頸部腫塊來表現，伴隨其他症狀，如鼻血、疼痛、聲音沙啞、吞嚥困難、耳朵疼痛、口水有血絲等，再加上曾暴露過菸、酒、檳榔，要高度懷疑惡性腫瘤併頸部淋巴結轉移。若是後頸區（頸部胸鎖乳突肌後方）淋巴結需考慮是否為鼻咽癌轉移；沿著頸靜脈（胸鎖乳突肌下方）而生長的淋巴結需考慮口腔癌、口

咽癌、下咽癌、喉癌轉移；單獨鎖骨上方的淋巴結，則要懷疑是否為食道癌、胃癌等轉移。

▶ 生活照護

一般良性的頸部腫塊或淋巴結良性腫大，生活上無特別禁忌。平時可自行觀察是否有頸部腫塊愈來愈大、愈來愈多的狀況。如果是甲狀腺腫大，因為太大的甲狀腺結節可能會壓迫食道或氣管，所以應多加注意。若診斷為甲狀腺亢進，則應避免攝取含碘食物（如海帶）。

▶ 如何預防

均衡及健康的飲食，避免醃漬物、燒烤食物等；避免菸、酒、檳榔，研究顯示暴露菸、酒、檳榔三者的民眾其罹癌機率較一般人高 123 倍。一旦發現頸部腫塊，應盡速就醫，做完整的檢查，才是真正的照護之道。

健 康 小 提 醒

頸部腫塊	
好發族群	無。孩童及 16 至 40 歲患者以發炎性（感染性）疾病、先天性疾病為主；大於 40 歲的患者首先需排除腫瘤性疾病。
求診科別	耳鼻喉科
易發季節	無
照護要點	・均衡及健康的飲食 ・避免醃漬物、燒烤食物 ・避免菸、酒、檳榔

喉嚨異物感、慢性喉嚨痛

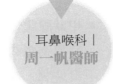

| 耳鼻喉科 |
周一帆醫師

常見症狀

65歲林先生，兩年前開始產生喉嚨異物感，感覺「卡卡的、不舒服」長達兩年之久，因而前來求診，醫師使用軟式鼻咽喉內視鏡詳細檢查，發現左側下咽部有個不明腫塊，因而安排林先生住院接受下咽腫瘤切片手術，一週後病理報告為鱗狀上皮細胞癌，證實為下咽癌。

▶ 症狀成因

喉嚨有異物感，常見的原因有幾個：

● **慢性扁桃腺炎或慢性扁桃腺結石**：病患同時也會抱怨口臭、嘴巴常常有白色物質從嘴中跑出來，這是因為食物的殘渣跑到扁桃腺的隱窩加上細菌的發酵之後產生。治療方式為加強口腔清潔，如果仍然沒有改善，建議施行扁桃腺切除手術。

● **舌根扁桃腺肥大**：此類病患常同時合併鼻涕倒流及慢性鼻炎的情形，治療方式為治療慢性鼻炎減少舌根扁桃的刺激，如果症狀仍沒有改善，建議施行二氧化碳雷射舌根扁桃手術。

● **會厭囊腫**：治療方式為二氧化碳雷射會厭囊腫切除。

● **下咽癌**。

- **甲狀腺腫瘤：**甲狀腺產生腫瘤的情形時，也會造成喉嚨有異物感的症狀，醫師經由理學檢查、超音波檢查、細針穿刺、抽血檢查、電腦斷層影等等檢查，若腫瘤大於 3 公分或是疑似甲狀腺癌，則會安排手術治療。

- **逆流性咽喉炎：**常發生於生活型態高壓忙碌，三餐不定時，常需加班應酬，每日皆需咖啡提神，每逢假日為了紓解壓力，常與三五好友聚餐享受美食者身上；或是有些長者，為了節儉之故常將餐後剩下的菜飯吃光；這兩類患者都會因為胃酸逆流造成咽喉的慢性發炎。解決之道最重要的是調整飲食習慣，並且配合藥物的治療，有時需 3 至 6 個月症狀才會改善。

▶ 診斷治療

　　下咽的結構位於咽部的最深處，下接食道，上接口咽部，環抱著喉頭的結構，喉部是我們人體發聲的構造，並有著呼吸及保護下呼吸道與協助吞嚥的重要功能，由於喉部就在下咽的附近，因而在下咽癌治療中，如何去除癌症並且保留喉部的結構並保存呼吸、發聲、吞嚥功能，是醫療團隊亟欲努力的目標。

　　林先生住院接受電腦斷層、腹部超音波、X 光片、骨骼掃描、正子掃描，判定林先生腫瘤大小屬於第二期，但因單側頸部淋巴遭到轉移，因此整體分期屬於 cT2N2bM0, Stage IVa，第四期 A 期的下咽癌。

　　林先生因工作緣故，必須常與人溝通，因而選擇器官保留式手術，經口二氧化碳雷射下咽癌切除手術及雙側頸

部淋巴廓清手術，術後林先生只接受標靶治療，成功保留聲帶結構外，發聲、吞嚥功能皆恢復良好，目前追蹤 2 年 3 個月無復發，工作之餘每月還至醫院擔任醫療志工。

下咽癌是僅次口腔癌、鼻咽癌、喉癌位居第四位的頭頸部癌症，在頭頸癌的治療中，屬於預後較差的一個族群，文獻上 5 年存活率約為 20% 至 30%，主要原因有幾個：

1. 由於腫瘤位於下咽，早期症狀很不明顯，病人常常只有喉嚨有異物感或是慢性喉嚨痛的症狀，因而確診時常常都已經屬於進展嚴重的第四期。

2. 下咽癌因為菸、酒、檳榔的長期暴露，約有 20% 至 30% 同時合併食道癌，讓治療更為棘手，也更惡化預後。

3. 下咽癌在追蹤的過程中，常因出現遠端器官如肝臟、肺臟或骨頭的轉移，而使治療失敗。

下咽癌的治療，有手術、放射性治療、化療、標靶治療。對於腫瘤較小，尚未侵犯甲狀軟骨的病患（T3 以下），可以考慮器官保留式手術，即保留聲帶的經口二氧化碳雷射，顯微下咽癌切除手術，手術過程採用全身麻醉，先進行雙側頸部淋巴廓清手術，接著再進行經口二氧化碳雷射癌症切除，現在有醫院自德國引進擴張式喉頭鏡，可大幅縮短手術時間及增進手術顯微鏡下的視野。在顯微鏡下將癌症切除，並在術中以冷凍病理切片，確認切除邊界將癌症根除。術後於加護病房移除氣管內管，約 2 週移除鼻胃管。手術後待病理報告決定後續是否需追加電療及放療。

如果腫瘤屬於侵犯甲狀軟骨或是頸動脈等重要結構，

則建議接受全喉切除，或是使用大劑量化療後，再接受全喉切除及後續的電療及化療，才有機會得到最好的存活率。

▶ 可能警訊

喉嚨異物感輕者是為逆流性咽喉炎、扁桃腺發炎、舌根扁桃肥大、會厭囊腫，嚴重者則為下咽癌症。

▶ 照護及預防

- 遠離菸、酒、檳榔的暴露。
- 飲食方面 7 至 8 分飽，不要暴飲暴食。
- 規律的生活起居、充足的睡眠、規律的運動

臨床上來針對喉嚨有異物感的患者中，最多的狀況為逆流性咽喉炎，此類患者最需要的就是飲食習慣及生活習慣的改變，並且規律服藥才會改善。

如果有持續喉嚨異物感的症狀，應盡速求診耳鼻喉科，排除掉腫瘤的可能。

健 康 小 提 醒

喉嚨異物感、慢性喉嚨痛	
好發族群	菸酒檳榔暴露者、緊張高壓生活型態者、肥胖好吃美食者
求診科別	耳鼻喉科
易發季節	無
照護要點	‧遠離菸、酒、檳榔 ‧飲食方面 7 至 8 分飽，不要暴飲暴食 ‧規律的生活起居、充足的睡眠、規律的運動 ‧若發現異樣盡速就醫

聲音沙啞

常見症狀

姚先生擔任教職已長達 25 年，自從 7 年前聲音開始出現沙啞的症狀，讓他的教學工作備感吃力，有時甚至嚴重到完全沒有聲音可以講課，只得請代課老師幫忙。七年來聲音沙啞的狀況時好時壞，只要多講幾句話，或是大聲吼一下學生，不管花了多少精力保養好的喉嚨，聲音馬上變得沙啞。這期間姚先生陸續看了許多醫生，也吃了不少藥，試過各種偏方，但始終沒有辦法得到改善。最後在朋友的建議下，他到醫院的耳鼻喉科做精密的檢查，才發現原來是聲帶結節，總算找出病因。

▶ 症狀成因

　　所謂的聲音沙啞（hoarseness; husky voice）是指喉內原本規律的氣流變得混雜，以至於影響到聲波的規則性振動，意即正常的聲音品質發生了改變。一般來說，真聲帶皺襞必須能夠完全閉合，否則就會漏氣，造成氣息聲。真聲帶皺襞的內緣必須直而平滑地振動，兩側要能產生正常的黏膜波，才能發出正常的聲音。

　　一般人慣用聲音沙啞來描述症狀，而學者是採用「發聲困難」（dysphonia）來泛稱這些聲音品質的異常改變。在語音產生的過程中，任何部分發生異常，都有可能導致

沙啞，而真正的聲音沙啞是來自喉部粗糙、刺耳的聲音。

目前已知，可能造成聲音沙啞的原因，歸納為以下幾點：

- **咽喉炎**：肇因於「胃酸食道逆流」（gastroesophageal reflux），由於晚上平躺時胃液逆流到咽喉，造成刺激，因此早上症狀最嚴重。這類病患會時常抱怨吞嚥困難、咳嗽，甚至無法吞嚥，或是胸口有灼熱感。

- **喉部腫瘤**：向外生長的喉部腫瘤，可能引起單側或雙側的聲帶麻痺，進而引發呼吸道的問題；其中耳朵痛，也有可能是喉部腫瘤所引起的轉移痛。

- **過敏史**：過敏性鼻炎的病人容易導致鼻涕倒流，引發慢性咽喉炎，產生聲音沙啞症狀。

- **甲狀腺功能低下**：如果病患曾接受過甲狀腺手術，可能傷及「喉頭返神經」（recurrent laryngeal nerve），造成發聲困難。

- **抽菸、喝酒**：除了會造成聲音沙啞，這些都是和頭頸部腫瘤相關的危險因子。

- **聲帶皺襞結節**：通常是雙側，並且出現在前 1/3 處，它是由於聲帶的濫用，或過度使用才造成的。

▶ 診斷治療

　　評估聲音沙啞，必須先詢問病患的病史，如聲音沙啞的時間、起伏變化和嚴重情形，以分辨「急性」（2 星期以內）或「慢性」聲音沙啞。

◆ 急性聲音沙啞

　　是指聲音沙啞 2 個星期以內。通常上呼吸道感染所引

起的聲音沙啞，大約 2 個星期之後就會恢復過來，故可以先觀察一段時間，再決定需不需要進一步做「直接喉鏡檢查」。而問診時，一旦病人提到聲音沙啞的問題，醫師會先做「全套的頭頸部檢查」，包括：

- 觸摸頸部甲狀腺，是否有腫大現象？

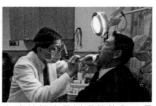
◆ 喉鏡檢查是以喉鏡伸入口咽來觀察咽喉的構造。

- 有沒有因喉部腫瘤轉移，所引起的淋巴腺腫大？

- 耳鏡檢查耳朵，以排除中耳炎或其他問題所引起的耳朵痛。

- 鼻鏡觀察是否有過敏性鼻炎或鼻竇炎。

- 檢查口腔和咽喉，有沒有發炎或鼻涕倒流現象，有沒有黏膜的病變？

◆ 慢性聲音沙啞

是指聲音沙啞持續 2 個星期以上。必須做「全套的喉鏡檢查」，包括：

- **間接的喉鏡檢查：**以一手拉住病患的舌頭，另一手以具有角度的喉鏡伸入口咽來觀察咽喉的構造，並且以頭燈或頭鏡來做照明。容易造成病人的嘔反射（gag reflex）過強，或是會厭向後倒時，檢查較不容易。檢查喉部構造必須能夠看到所有的構造，包括會厭谿、會厭、梨狀窩、假聲帶皺襞、真聲帶皺襞以及喉部以下的構造。

- **光學內視鏡：**如果無法完全觀察到咽喉的構造，就要使用接上電視或經由鼻道的光學內視鏡進一步檢查。光學內視鏡可以觀察到說話或歌唱時喉部的動態情形。

喉嚨的結構

喉部有三個主要軟骨，包括 **環狀軟骨**（cricoid cartilage）、**甲狀軟骨**（thyroid cartilage）及 **杓狀軟骨**（arytenoidcartilage）。杓狀軟骨的內側是「聲帶突」（vocal process），它是「聲帶肌」（vocalis muscle）附著處，此處尚有「甲杓肌」（thyroarytenoid muscle），是構成真聲帶的主體。

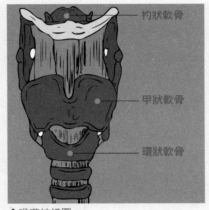

◆喉嚨結構圖。

這些肌肉共同收縮可使聲帶相互靠近而發出聲音。要發出聲音必須先由肺部產生氣流，進而通過聲帶，聲帶皺襞藉著喉部特殊的內部肌肉作用而內靠，意即由聲帶皺襞本身的彈性，加上通過空氣的作用，使聲帶皺襞發生振動。除此之外，共鳴對聲音的發生也很重要，口咽和鼻咽所形成的共鳴腔，可以調節聲帶皺襞所發出的聲音。

語音產生的方式

語音的發出有三個過程，第一是 **肺葉期**（pulmonaryphase），第二是 **喉期**（laryngeal phase），第三則是 **口腔期**（oral phase）。肺葉先造成強大氣流，然後在喉部藉由獨特的振動發出聲音，最後在口腔做修飾；意即藉著咽、舌頭、嘴唇及牙齒的共同作用，才能發出不同的聲音。當發聲的異常位置在肺部或是氣管時，聲音通常是虛弱、無力的。此外，構音異常或是鼻音過重，大多是口腔的問題，也就是一般所謂的口齒不清。

- **喉頻閃檢查**（laryngeal videostroboscopy）：不論正常或異常的喉部功能，它都能提供新的訊息。

大部分的急性聲音沙啞都會自然痊癒，少部分需要治療，包括：

- **聲帶皺襞結節：**只要給予語言治療及保持聲帶清潔，就會恢復，只有少數成熟而且硬的結節，才需要接受手術摘除。
- **聲帶皺襞的息肉、結節及囊腫：**治療都是先從傷害來源著手，如聲帶的清潔，需要聲帶皺襞表面擁有一層薄而濕潤的黏膜做潤滑。經由語言治療和歌唱治療，可以幫助調整行為方式，延緩接受手術的時間或是防止術後復發，所以病患的衛教尤其重要。一般來說，聲帶皺襞的結節和囊腫，很少會恢復，通常需靠手術切除才能解除症狀。
- **聲音沙啞：**至於歌唱家、老師等專業人士的聲音沙啞，應該由一群以喉科醫師、語言病理學家及語言治療師組成的小組，給予適當治療。

▶ 可能警訊

出現聲音異常時，雖然不一定造成生命威脅，但某些疾病，**如腫瘤或呼吸道問題**，大多伴隨聲音沙啞的症狀；超過 2 個星期以上的聲音沙啞，就有可能隱藏著一些潛在的問題，因此不容忽視。至於**哮喘**是由於呼吸道（聲帶附近）阻塞造成雜音，應該視為急症，不應該當做聲音沙啞。

▶ 生活照護

聲音沙啞病人的照護，首重改善講話習慣與飲食習慣。

- **講話習慣：**長時間大聲講話是聲帶病變的重要元兇。講話時應該避免長時間喋喋不休、高談闊論，講話音量也不可過大，才能讓聲帶有休息的機會。

- **飲食習慣：**刺激性食物是聲帶病變的第二個重要因素。

因此，日常生活應避免吃刺激性食物，如辣椒、烈酒、大蒜、麻辣鍋等。

▶ 如何預防

少說話、多喝水是預防聲音沙啞的兩大原則，對於工作需要長時間講話的老師，或是廣播人員、業務員、歌手等，更應該注意聲帶的保養，才能擁有好嗓子。

健 康 小 提 醒

聲音沙啞	
好發族群	工作需長時間講話的人
求診科別	耳鼻喉科
易發季節	無
照護要點	·少說話或降低音量 ·多喝水 ·改善講話和飲食習慣

咳嗽

|胸腔內科|
黃軒醫師

常見症狀

你一定有咳嗽過。每一個人都有咳嗽的經驗，所以咳嗽是胸腔內科門診最常聽見的主訴之一。誰是中國文學史上最有名的咳嗽患者？答案是《紅樓夢》中的林黛玉。看書中寫著林黛玉「夢中醒來，一會兒咳嗽起來，連紫鵑都咳嗽醒了」。這種咳嗽一點也不誇張，在門診常聽到咳得隔壁鄰居都被吵醒的抱怨。林黛玉甚至「吐了滿盒子痰，痰中有血腥，且氣接不上來、又咳嗽數聲，吐出好些血來」，這種嚴重咳嗽不處理可真會要人命呀！

▶ 症狀成因

咳嗽是喉頭、氣管及支氣管，被刺激性的東西或氣體，刺激了黏膜上的刺激接受器時，所產生的生理反應；也就是防止外來異物進入氣管的防衛性生理反應。因此食物誤入氣管、吸入刺激性氣體或小固體時，都會有劇烈的咳嗽反應。同樣的道理，吸菸的人或喉

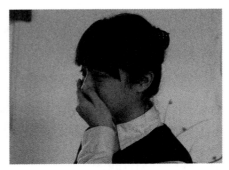

◆ 當喉頭、氣管及支氣管，被有刺激性的東西或氣體刺激到黏膜上的刺激接受器時，就會引發咳嗽。

頭、氣管及支氣管發炎或因病變化時,也會因為黏膜的變化,產生刺激而引起咳嗽。

咳嗽會合併哪些症狀?

- **鼻炎**:打噴嚏、鼻塞、流鼻涕。
- **咽炎**:喉嚨痛。
- **喉炎**:聲音沙啞。
- **氣管炎**:咳嗽。
- **其他症狀**:有時會有明顯的全身性症狀,包括發冷、寒顫、疲倦、全身無力、食慾不佳、嗜睡、頭痛、全身肌肉關節痠痛,以及發高燒的現象。

咳嗽可分為急性與慢性兩大類型,成因如下:

◆ 急性咳嗽的成因

- **病毒或細菌性的上呼吸道感染、過敏性鼻炎、環境刺激物造成的鼻炎**:這一類的急性咳嗽,多半由於鼻涕倒流,或不斷清喉嚨的動作所造成。只要加以適當的治療,急性咳嗽的症狀通常就能消失。

- **氣喘、心臟衰竭、肺炎或是嗆到異物**:此類原因引起的不斷咳嗽,可能造成致命危機。尤其是老年人的肺炎,通常只會輕微發燒或根本不發燒,也不一定有其他典型的肺炎症狀,很難察覺。如果看到老年人有不明原因的急性咳嗽,一定要就醫,以排除肺炎的可能性。

◆ 慢性咳嗽的成因

- **鼻涕倒流症候群**:除了慢性咳嗽之外,常見的還有鼻塞、

鼻涕、喘、嗆、常年性的頭暈、頭痛以及呼吸困難的症
狀。此類患者喉嚨常常會有異物感，或是喉嚨有很多痰
的感覺，需要一直清喉嚨才行。門診中也常發現此類患
者有鼻塞、睡眠品質不好，甚至已有不等程度的「睡眠
呼吸中止症候群」的情形。

- **氣喘：**若有陣發性的哮喘、久咳不癒的情形，要小心是
  否罹患了氣喘病。

- **食道胃酸逆流症：**是造成慢性咳嗽第三常見的原因，由
  於現代生活步調快、壓力大，這樣的病人正增加當中，
  但絕大多數的病人卻不自知。

▶ 診斷治療

咳嗽患者就醫時，病史可提供許多重要的資料，包括：

- 是否使用 ACE 抑制劑。
- 先前是否有感冒症狀。
- 是否有一些同時發生的症狀。
- 是否有其他疾病，如哮喘、鼻後滴漏、胃酸食道逆流、
  慢性支氣管炎、支氣管擴張等。

詢問完病史之後，接著醫師會再安排進一步的檢查，
例如 X 光檢查、肺功能檢查及誘發試驗等，最後才考慮侵
入性較高的檢查，如支氣管鏡檢查、食道酸度監測。其中
支氣管誘發試驗及**食道酸度監測**是很重要的檢查，曾有報
導指出，高於 99% 的咳嗽病人可因此查出病因，而給予治
療後，98% 以上的病人有顯著的改善。另有報導也指出，

「鼻後滴漏」是很常見的病因，有 1/3 以上的病人給予抗組織胺及消充血的藥物後，咳嗽就明顯改善。

一般咳嗽的治療流程建議

1. 詳細的詢問病史及理學檢查，亦可安排簡單的 X 光檢查。根據上述檢查的證據，先給予可能病因的藥物治療。
2. 若無法判斷出可能診斷，或是治療後沒有改善，則先試著當做鼻後滴漏治療。
3. 若治療數週後仍未改善，則須安排肺功能及誘發試驗，若有氣道阻塞或誘發試驗陽性反應，則須給予支氣管擴張劑的治療。
4. 若以上的檢查均無異常發現，或陽性誘發試驗但治療無效時，則須安排食道酸度試驗。

咳嗽的處置依以下狀況而不同：

◆ 後滴漏

會從兩方面給予藥物治療，第一方面是抗組織胺及減少充血的藥物，效果通常是在使用 1 週後再評估；另一方面是局部類固醇，效果通常在使用後幾天就會出現。

◆ 哮喘

主要的治療是吸入型支氣管擴張劑，也可加上吸入型類固醇。較嚴重的病人可給予短期的口服類固醇，症狀將明顯改善，之後改用吸入型類固醇來維持藥效。

◆ 胃酸食道逆流

首先宜避免易引起逆流的食物，如高脂肪類、巧克力、酒等。其他還包括戒菸、不吃零食、睡覺或平躺前 3 小時內避免進食、使用 H_2 阻斷劑或新一代抑制胃酸分泌的藥物。

◆ 感冒

一些感冒後長期咳嗽的病人，並無氣道過敏的現象時，吸入性的定喘噴霧劑，可以幫助改善症狀。

▶ 可能警訊

咳嗽時要注意是有痰還是乾咳？有痰時要注意痰的顏色是白色、黃色或綠色？痰中是否有血？健康的人的痰是清的，當有氣管炎或支氣管炎時，痰的顏色就變成白色，再加上細菌感染時，因細菌和膿的摻入，而變黃色或綠色，如果摻入血液時就呈粉紅色或血紅色。

▶ 生活照護

● 忌食冰冷食物，以避免引發咳嗽。
● 多攝取富含纖維的水果與豆類，可能會減少慢性咳嗽機率。
● 減少攝取肉類、鈉、加工碳水化合物，以降低慢性多痰咳嗽的機率。
● 咳嗽超過 3 星期，一定要去看醫師，檢查肺部。

▶ 如何預防

- 勤洗手、戴口罩，尤其在流感季節。
- 咳嗽病人應戒菸、酒。
- 少吃油膩、炸、烤的食物。
- 忌食辛辣、刺激的食物，如辣椒、乾薑、芥末、桂皮、冰品、過甜、過鹹的食物。
- 天冷季節，記得頸部的保暖。

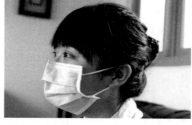

◆ 流感季節前往公共場所，建議戴上口罩。

健 康 小 提 醒

咳嗽	
好發族群	各年齡層都可能發生
求診科別	胸腔內科、耳鼻喉科
易發季節	無
照護要點	·忌冰冷飲食 ·多攝取水果與豆類 ·少攝取肉類、鈉及加工碳水化合物

胸痛、胸悶

| 心臟內科 |
林浩德醫師

常見症狀

陳先生 56 歲了，依然每天很辛苦的在打拼。由於從事進出口貿易，平日生活緊張繁忙，下班後還要陪客戶喝酒應酬，為了消除工作壓力，他時時菸不離手。本身患有高血壓的他，也因為忙碌，從未按時服藥控制。某天當他與客戶正在洽談生意時，突然一陣胸口悶痛，感覺呼吸困難，頻冒冷汗，同時下巴和左肩也僵硬得像打了石膏一樣。他隨即請假回家休息，但是這種不舒服的感覺卻愈來愈嚴重，經家人送往急診室，照了心電圖、X 光及抽血檢查後，醫師告訴他是「急性心肌梗塞」，需要馬上接受緊急心導管治療。

▶ 症狀成因

　　胸口有沉悶、重壓、窒息的感覺，首先要懷疑的就是「心絞痛」。心絞痛是因為心肌缺氧所造成，患者並不常以疼痛為首要表現，且可能發生在不同位置，但以「胸骨後方」最常見，有時甚至會擴散到下巴、左肩及背部，還會出現冒冷汗、呼吸困難、全身無力、嘔吐、昏倒等情形。這些症狀常發生在運動、勞累、天氣寒冷或情緒激動時，一旦有上述症狀，應立即就醫尋求協助。

另一類胸悶、胸痛，統稱為「不典型胸痛」。女性病人在停經之前，除非有糖尿病或極高的血膽固醇，否則不典型胸痛多非狹心症，而須考慮其他病因，如：

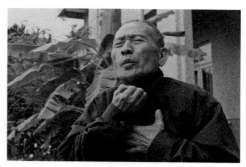

◆ 若有胸口悶痛，感覺呼吸困難，頻冒冷汗，全身無力等症狀，應立即就醫尋求協助。

- **胸壁肌肉、骨骼疾病引起**的胸痛，多有局部壓痛感，且多與運動無關。
- **食道胃酸逆流**，多半引起胸部正中央下方出現燒灼感，一般躺平時較會發作，且與運動無關。
- **食道蠕動異常**，也會引起胸痛。
- **二尖瓣脱垂**引起的胸痛多為抽搐樣的痛，通常只持續數秒鐘，也與運動無關。多半發生在年輕女性身上，感覺胸部有壓迫感，呼吸不順暢，心跳厲害，而且病人一般比較神經質，同時有其他器官系統的各式各樣不舒服。

▶ 疾病診斷

對抱怨胸痛的病人，一般會採取以下幾項診斷步驟：

1. 先依據病人的**症狀種類**，區分是否為典型的心絞痛。再參考是否有得到狹心症的危險因素，諸如高血壓、糖尿病、抽菸、高血膽固醇、高尿酸血症、肥胖、年紀大及缺少運動等。

2. 透過**心電圖檢查**,多半即可判斷病人是否為真正的狹心症。

3. 如果症狀不典型,要做**胸部 X 光檢查**,排除肺臟疾病。

4. 如果有危險因子或年紀已超過 50 歲,則可考慮讓病人接受進一步的檢查,如**運動心電圖、24 小時心電圖、核子醫學心肌造影術**。

5. 如果還不能確定,或是病人對藥物反應不佳,可安排高級**自費健檢六十四張切片的電腦斷層掃描**。

6. 最後若查**無任何器質性疾病**,可轉介精神科醫師繼續診治。

▶ 治療方式

在治療方面,因症狀不同,也會有不同的方式,如:

- **肌肉骨骼的胸痛或胸悶**:一般可用止痛消炎、肌肉鬆弛藥物解決。

- **食道的胸痛或胸悶**:可給予制酸劑或質子抑制藥物。

- **肺臟的胸痛或胸悶**:如果是氣胸、血胸、肋膜積水,要給予氧氣、做插管引流。

- **心臟的胸痛或胸悶**:如果病人有高血壓、糖尿病或高血脂等慢性病,應一併治療;假使健康狀況或心臟功能允許,建議接受氣球擴張術或冠狀動脈繞道手術。

- **肺炎**:應給予抗生素治療。

- **肺癌**:和醫師討論要做保守療法或特殊療法,如放射治療、化學治療、手術切除。

▶ 可能警訊

出現胸悶、胸痛的情形，不一定是急性心肌梗塞，也可能是心包膜炎、心肌炎、急性主動脈剝離、急性肺栓塞、食道疾病、急性膽囊炎，也有可能是狹心症、動脈硬化性心臟病。如果首次發作胸痛就是心肌梗塞，嚴重的話可能猝死，所以平時即應留意胸悶、胸痛的徵兆。

▶ 生活照護

根據衛福部統計，近 3 年來，台灣地區十大死亡原因中，心臟疾病皆排名前三名；近 30 年來，多數國家 45 歲以上男性的死亡原因，第一名多半是心血管疾病，在女性死因中也排名第二。世界衛生組織指出，如果對心血管疾病積極展開預防，每年約可挽救六百萬人的生命。所以一般民眾應建立預防意識，照顧好自己的心臟，

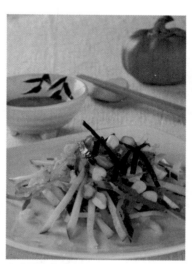
◆清淡的飲食有益健康。

例如已有心血管疾病的人，應該：

- 定期服藥控制高血壓、高膽固醇血症。
- 嚴格控制血糖。
- 有任何症狀發生時，必須立即就醫。

▶ 如何預防

- 日常穿著應注意保暖，特別是早晚溫差較大的季節。
- 平日飲食要清淡，不要過度調味。
- 養成規律的運動習慣。
- 避免過度勞累。
- 注意腰圍尺寸，避免肥胖。
- 紓解生活壓力，如到戶外踏青、唱歌、多和家人及朋友聊天等。
- 戒菸。

健康小提醒

胸痛、胸悶	
好發族群	·45 歲以上男性，55 歲以上女性 ·有長期抽菸習慣的人 ·糖尿病、高血壓患者 ·肥胖、缺乏運動者 ·壓力過大者
求診科別	胸腔內科、胸腔外科、腸胃內科、心臟內科
易發季節	天氣寒冷的冬季
照護要點	·日常穿著應注意保暖 ·飲食要清淡 ·養成規律的運動習慣 ·避免過度勞累 ·避免肥胖 ·紓解生活壓力 ·戒菸

乳房硬塊

│一般外科│
陳家鴻醫師

常見症狀

36 歲的林小姐最近在洗澡時自我進行乳房檢查，發現自己的左側乳房下緣多了一顆圓圓的小硬塊，本來不以為意，但生理期來時，她發現硬塊會隨著變大，甚至偶爾有壓痛感。在丈夫的陪同下，林小姐到醫院就診。經醫師檢查，發現她得了「乳房纖維囊腫」，只要每年持續追蹤就可以了。聽到醫師的說明，總算讓她放下心中的大石頭。其實像林小姐這樣能自我警覺，並立即就診的女性很值得嘉許，因為乳癌常常是無聲的腫瘤，常以單一顆、按壓不痛卻長得不平滑的形態出現，很容易讓女性朋友掉以輕心。

▶ 症狀成因

◆乳房硬塊的種類

一般來說，乳房硬塊的種類，可分為纖維腺瘤、纖維囊腫、良性葉狀瘤、乳腺炎及惡性腫瘤。

- **纖維腺瘤、纖維囊腫及良性葉狀瘤：**屬於良性的腫瘤，在理學檢查上是平滑、可移動的，而壓痛並不明顯。
- **乳腺炎：**以不能移動的腫塊來表現，但在理學檢查時，病人會有明顯的壓痛，而且皮膚亦會出現紅腫的現象。
- **乳癌：**通常是以不能移動的無痛性腫塊來表現，有此現象的婦女更應小心！

◆乳房硬塊的可能症狀

至於乳房硬塊可能伴隨的症狀，則包括：

- **疼痛**：大約只有 8% 的乳癌會以乳房硬塊合併疼痛表現，也就是說大部分的乳癌是不會痛的。疼痛可能是因為乳

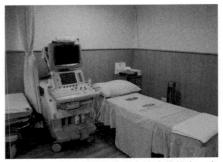

◆ 一般 40 歲以下沒有乳癌家族史的婦女，定期的乳房超音波檢查就足夠。

房纖維囊腫急速增大所引起，也有可能是乳腺炎引起的周遭組織發炎所致。

- **乳頭分泌物**：分泌物有可能是血狀、清澈或乳白色。若乳腺炎太嚴重造成乳房膿瘍，有可能流出膿狀分泌物。一般乳癌較少以血狀分泌物表現。
- **皮膚或乳頭的外觀變化**：乳癌病人可能會有乳頭內陷、橘皮病變、乳頭有濕疹樣的變化；有乳腺炎時，皮膚則會有局部紅腫的情形。

▶ 診斷治療

◆ 一般病史詢問

通常醫師會先詢問患者：發現這個硬塊有多久了？硬塊的大小是否會隨生理期而有所變化？是否會痛？有無乳癌家族史？

疑似乳房病變時，可諮詢醫師的問題有哪些？

- 可向醫師詢問腫塊是哪一類腫塊，是否為惡性。
- 是否需要進一步切片檢查。
- 如何追蹤。
- 如為惡性，可否接受保留性乳房切除。
- 手術後傷口的處理及復健。
- 是否需要化療或電療及注意事項。

◆ 觸診

其重點是要了解此硬塊是否平滑、是否可移動、有沒有壓痛，以及乳房皮膚有沒有任何變化。

◆ 影像學檢查

由於用手觸摸、單純的理學檢查，確診率只有 60%，故大部分的醫師會替病人安排進一步的影像學檢查，即「乳房超音波」、「乳房攝影」及「磁振攝影」。依照國外的準則，一般 **40 歲以下沒有乳癌家族史的婦女**，定期的**乳房超音波檢查**就足夠，在 **40 歲過後**才需要每 2 年做一次**乳房攝影檢查**；但對有**乳癌家**

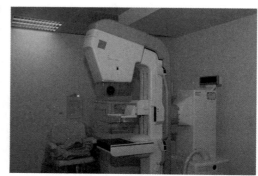

◆乳房攝影機。

乳房影像學檢查

適用對象		檢查名稱	注意事項
沒有 乳癌家族史	40 歲以下	乳房超音波檢查	定期檢查即可
	45 歲過後	乳房攝影檢查	每兩年做一次檢查
有乳癌家族史	40 歲開始	乳房攝影檢查	需定期檢查
乳癌病患		乳房磁振 攝影檢查	一般民眾想要接受此 一檢查，均需自費

族史的婦女，則定期的**乳房攝影**篩檢會提前到 **35 歲**就開始。至於乳房磁振攝影檢查，目前國內只開放給乳癌病患使用，故一般民眾想要接受此一檢查，均需自費。

◆ 病理學檢查

在影像學檢查後，醫師會對可疑的腫塊，做進一步的病理檢查。病理檢查又可分為兩種，一種是「細針抽吸細胞學檢查」，另一種是「粗針切片檢查」。

- **細針抽吸細胞學檢查**：使用細長的針頭，在腫瘤內取出一些腫瘤細胞來檢驗。
- **粗針切片檢查**：利用帶有刀片的粗針，伸入腫瘤內，取出約五片腫瘤組織來檢驗。

以上對乳房硬塊所提及的處置，包括**觸診、影像學檢查及病理檢查**統稱為「**三合一檢查**」，其對乳房硬塊的正確診斷率可達98%以上。通常在臨床上，良性的乳房腫瘤，

並不一定需要切除，病患只需在醫師的指示下定期追蹤即可。一般當腫瘤超過 2 公分時，才會考慮切除。

▶ 可能警訊

如果乳房硬塊有下列情形，則惡性的可能性較大：

- 單一顆。
- 摸起來很硬。
- 無法移動。
- 邊緣不明顯。
- 超過 2 公分。
- 不會痛。

▶ 生活照護

平常應做「乳房自我檢查」，如果發現可疑硬塊，應該到一般外科或乳房外科就醫。如果發現時剛好在月經週期，可以等月經結束後，再看看硬塊是否還在，如果持續存在，應盡早就醫。

乳癌大小與乳癌期數簡易對照表

期數	腫瘤大小
一期	腫瘤小於 2 公分。
二期	腫瘤大於 2 公分，小於 5 公分。
三期	腫瘤大於 5 公分。

▶ 如何預防

乳房硬塊無法預防，但有些高危險群得到乳癌的機會比較高，包括有乳癌家族史、年紀大於 70 歲、初經年齡小於 12 歲、30 歲後才生第一胎、55 歲後才停經、有使用荷爾蒙補充治療等。這些族群如果發現有乳房硬塊時，應該更積極就醫檢查。

健 康 小 提 醒

乳房硬塊	
好發族群	・乳癌家族史 ・年紀大於 70 歲 ・初經年齡小於 12 歲 ・30 歲後才生第一胎 ・55 歲後才停經 ・有使用荷爾蒙補充治療者
求診科別	一般外科、乳房外科
易發季節	無
照護要點	・平時應做好自我乳房檢查 ・如發現可疑硬塊，應及早確診

下背痛

常見症狀

85 歲的奶奶常常抱怨腰痠背痛，起先大家不以為意，覺得只是普通的老化症狀，反正家人也會照顧她，這一拖就是好幾年。

幾個月前她走路絆倒跌了一跤，原本背痛的地方變得無法忍受，坐不住也站不住，到藥局買藥膏來貼，也試著吃止痛藥，卻完全沒有改善，痛苦難耐的奶奶只好在家人的陪同下前往醫院就診。

▶ 症狀成因

下背痛是骨科病人很常見的症狀，但背後的原因往往有很多，像是高度體力活動、姿勢不良、背部肌肉過度使力或未充分休息等都可能。如果要用不同的疾病來區分，有以下幾種可能性：

◆下背筋膜炎

因為突然的或反覆性的壓力造成局部拉傷、扭傷等，這類病人最容易在站著或是彎腰做事時變得更痛。雖然急性疼痛不做處理或治療也可能會自行好轉，但是卻有復發或是變成慢性發炎的可能。

◆ 急性椎間盤突出症

做某些動作（如彎腰抬重物）時突然背部劇痛，很多人會說「閃到腰」，但有的人可能是椎間盤突出壓迫到神經根，造成單側的嚴重下背痛，疼痛範圍甚至可能延伸到臀部、大腿、小腿、足背、足底。最常發生的椎間盤在第四和第五腰椎之間、或第五腰椎和第一薦椎之間。

◆ 退化性腰椎關節炎

也是一個下背痛常見的原因，可能會牽涉到椎間盤或關節囊等等，並常有骨刺的形成。雖然叫做「退化」但是不一定只跟老化有關係，也可能是因為外傷或遺傳的因素。若病情惡化時，疼痛感比較不會延伸到下肢，但可能會有感覺異常，像是出現麻木的感覺。不過痛的感覺會是雙側的，而且會愈來愈嚴重，這可以與下背筋膜炎和急性椎間盤突出症做區分。

◆ 骨質疏鬆及壓迫性骨折

骨質疏鬆代表骨密度下降，最常見於停經的婦女。大多數沒有症狀，往往都是脊椎骨的椎體骨折才會發現，這種急性骨折可能是因為突然蹲下而造成。疼痛雖然很劇烈卻也會自己緩解，也因為這種骨折比較不會壓到神經，所以下肢也沒有什麼症狀。可能導致駝背或脊椎變形，尤其在胸椎和頸椎。

◆ 感染

脊椎的局部感染可能因為骨髓炎或椎間盤感染造成，

會有急、慢性疼痛；有的病人會發燒、體重減輕、出現神經學症狀。有一半以上的人血液中可以培養出病原菌，紅血球沉降速率（ESR）會上升。

◆ 良性或惡性腫瘤

腰椎的良性或惡性腫瘤都可能下背痛，不過最常見的是身體別處轉移來的惡性腫瘤。此疼痛是持續存在的，休息或躺著也不會緩解，甚至可能會更加疼痛。平常應注意有無體重減輕。

除以上六點，其他像是椎間盤滑脫、骨盆腔發炎、急性腎盂腎炎也有可能引起下背痛。

▶ 診斷方式

◆ 理學檢查

藉由幾個簡單的肌肉拉伸或收縮、關節的活動等，醫師即可診斷出初步病因，像是椎間盤突出便有高敏感度的測試方式。

◆ 實驗室檢查

並非常規之檢查方式，但是在特定情況亦有鑑別診斷之功用，例如全套血液檢查和發炎指數可以幫助診斷感染或發炎性的關節炎；而懷疑是惡性腫瘤轉移時，也有相對的腫瘤標記可以做檢驗。

◆ 影像學檢查

若保守的治療並未減緩下背痛的症狀，或是變成慢性的疼痛，就有可能會需要影像學來協助進一步的診斷。方法包括了 X 光、電腦斷層掃描、核磁共振、骨骼掃描等，來排除脊椎腫瘤及脊椎感染之特殊情況。

▶ 治療方式

◆ 藥物治療

在門診常使用非類固醇抗發炎藥（NSAID）或是肌肉鬆弛劑，可以達到消炎止痛以及鬆弛肌肉的效果。

◆ 物理治療

即大家常說的「復健」，包括按摩、針灸、腰部牽引、電療、熱療等。

◆ 注射治療

當經過前兩種較傳統的保守療法，超過 1 至 3 個月都沒有改善，而病患本身不願意接受開刀治療時，注射藥物可以迅速且有效的緩解症狀。

▶ 可能警訊

根據英國基層皇家醫學會指出，如果病人下背痛而且出現以下情況，可能是很嚴重的問題，必須盡早就醫：

- 小於 22 歲或大於 55 歲。
- 重大外傷。

- 胸椎附近的疼痛。
- 有愛滋病。
- 長期使用類固醇。
- 有癌症或出現體重減輕或發燒的情況。
- 脊椎出現變形。
- 背痛到嚴重影響日常生活。
- 雙腿無力、大小便失禁、肛門會陰部麻木。

▶ 生活照護

◆ 站立或行走時

- 站立時應抬頭、挺胸、縮小腹、手置身前、重心前移，並適時變換姿勢或動作。
- 避免長時間站立，若需久站時，墊高一腳及不時換腳。
- 避免穿高跟鞋，因為會縮短跟腱並增加脊柱前彎，而加乘下背痛。
- 倚物或下彎時盡量屈膝，並避免將下背打直。

◆ 坐姿時

- 讓背部平坦或圓滑向外，身體略微前傾，不要有腹部向前的曲線，並盡可能不要久坐，同一姿勢勿超過5分鐘。
- 椅子最好有一個對腰部能完整支撐的硬椅背，並以靠墊保護腰背部，椅子高度適中，能保持膝蓋及臀部同高且兩腳能平踩地面為宜。
- 避免伸直腿坐，也避免坐在矮椅或墊子上。

◆ 睡眠時

- 以側睡為宜,仰睡時在膝下墊一枕頭或椅墊。
- 頭部前傾 15 度左右的枕頭最為適宜,如頸部下方出現空隙時,可將毛巾捲成圓柱狀塞於其間(或使用健康枕)。
- 起床的時候應先屈起膝關節,再以手臂支撐上半身慢慢起身後下床。

◆ 舉物時

- 用腿部肌肉代替背部肌肉用力,且物體應盡量靠近身體,重物不過腰,舉物不過肩,抬重物時找人幫忙。
- 不要打直腿或挺直背部舉物,用力應由腿至腰。
- 面對物體,不要扭轉軀幹,轉身時應同時轉動腿和軀幹。
- 避免搬重物,提取東西時盡量將東西分攤兩手來拿,保持身體的平衡,彎膝不要彎腰。

▶ 如何預防

為了減少腰背疼痛的發生,預防更勝於治療。下列幾點提供預防腰背疼痛的注意事項:

- 避免久坐,若需久坐時應以靠墊來支撐下背部,並使用高背座椅,且保持坐姿端正。
- 臥床休息時應選用木板床,並可加層被子或榻榻米,使腰部自然伸直。
- 不要睡太軟的床,因為如此躺著,屁股會沉下去,使腰部椎間盤突出而壓迫神經。

● 避免過於急速地彎腰及旋轉、身體過度向後仰等可能會傷害背部的動作。

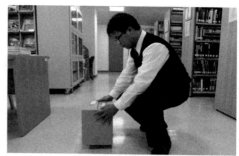

◆ 避免拿重物，若需要拿重物時，應慢慢彎曲膝蓋蹲下拿。

● 需轉身拿東西時，不要只扭轉上半身，應盡量整個身體轉過來。

● 拿重物時，膝蓋彎曲蹲下，保持背部平直，物品盡量靠近身體，兩腿用力站直，將物品舉起。但腰背不適時應盡量避免。

● 盡量不要長時間維持同一姿勢。

● 適當的運動，如游泳、伸展背部肌肉、步行、慢跑等，加強脊椎旁肌力訓練，有利姿勢體態之維持。

健 康 小 提 醒

下背痛	
好發族群	粗重工作者、長時間坐著或讓背部處於不當姿勢者
求診科別	骨科、復健科
易發季節	無
照護要點	・站、坐姿勢要正確，不久站或久坐 ・重物不過腰，舉物不過肩 ・避免睡太軟的床 ・不要長時間維持同一姿勢 ・適當的運動

腹瀉

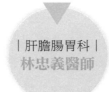

|肝膽腸胃科|
林忠義醫師

常見症狀

19歲的大二生小旭,在期中考前,突然連續上吐下瀉,且吃了就吐,腹痛如絞,連跑廁所十餘次下來,身體虛弱到無力讀書,於是室友緊急帶他向醫院報到。腸胃科醫師才開口問診,他又忙著要跑廁所去了,一陣忙亂後,全身乏力的他告訴醫師,昨天跟同學去逛最愛的夜市,大吃一頓後,隔天就開始拉肚子。本來以為跟以往一樣拉完了就沒事,想不到病情竟如黃河氾濫,一發不可收拾,肛門像是關不住的閘門,隨時都要洩洪,讓他只能待在寢室裡,連書也唸不下,痛苦萬分。

▶ 症狀成因

腹瀉發生的原因包括:

- 吃下不乾淨或刺激性的食物。
- 飲酒過度。
- 壓力引起。
- 消化機能不良。
- 腸胃激躁症。
- 內分泌失調。

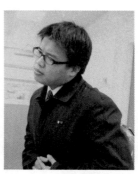

◆ 拉肚子依病程長短,可分為「急性腹瀉」和「慢性腹瀉」。

- 腫瘤及胃腸系統手術後。
- 也有一些藥物可能引起腹瀉，最常見的是抗生素，還有抑制胃酸或胃食道逆流的藥物、降血糖藥物 Acarbose、緩瀉劑與化學治療藥物。

何謂腹瀉？

腹瀉就是俗稱的「拉肚子」，依病程長短，可分為病程約 1 週的「急性腹瀉」和超過 2 週的「慢性腹瀉」，兩者皆需求診醫師，但若為慢性腹瀉，就要留意是否為慢性腸炎或大腸癌等原因。正常人一天的排便次數約為 1 至 2 次，拉肚子時，排便次數會變多，且大便變得較稀或呈水狀，常伴有肚子痛、便急、脫水、口渴及疲倦，甚至發燒等症狀。

▶ 診斷治療

◆ 急性腹瀉

「急性腹瀉」時，醫生通常會給予以下處方及建議：

- 適量補充水分與電解質。
- 讓腸胃道休息。
- 必要時輔以抗生素及腸胃調整劑。

◆ 慢性腹瀉

如果是「慢性腹瀉」，則要找出潛在原因，徹底治療才是正途，切忌自行服藥。

大部分因服用藥物所引起的急、慢性腹瀉，在停藥幾天後即可自行痊癒；而腹瀉發生與劑量相關的藥品，則可

請醫生調整藥物的使用劑量，來改善此不適現象。

▶ 可能警訊

很多人都會腹瀉，但如果有以下的症狀最好就醫檢查，釐清病情：

- 連續 1 週都不止，不排除是慢性腸炎，甚至惡性腫瘤。
- 大便帶血或有血絲，除了可能是痔瘡，也不能排除惡性腫瘤或是因感染造成的腸炎，或成為缺血性的腸炎，甚至引起腸壁壞死或穿孔。
- 腹部不明的腫塊，懷疑為腸腫瘤。
- 體重減輕、連續的腹瀉，可能導致缺水或營養不良；另外，腫瘤也可能吃掉營養讓人消瘦。
- 高燒原因不單純，嚴重的感染也可能造成高燒不退。

▶ 生活照護

腹瀉時的飲食注意事項有以下幾點：

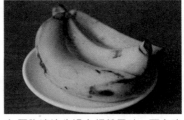

◆ 因腹瀉流失過多鉀離子時，可多吃含鉀食物補充流失的鉀離子。

- 剛開始出現腹瀉，不宜吃固體食物，要讓消化道休息一下。
- 喝一些清淡的熱飲，如開水、清湯或運動飲料。
- 如果喝下飲料後，沒有再腹瀉，就可以吃一些溫和的食物，如香蕉、白米飯、吐司麵包；以少量多餐的方式，慢慢增加量。但仍應避免粗糙的蔬菜、水果、油炸食物、

刺激性食物、乳製品與含酒精性飲料。

- 多吃些高鉀食物，如香蕉、馬鈴薯泥，以補充因腹瀉所流失的鉀離子。
- 多補充水分與電解質，但勿飲用碳酸飲料。
- 避免食用乳製品食物，因「乳糖不耐」常是繼發腹瀉的原因。
- 避免飲用咖啡因飲料，因會增加腹瀉機會。
- 進食以少量多餐為主，並且不要一次吃下太多種類的食物。
- 注意可能會引起腹瀉的食物，避免或小心食用，以防腹瀉再度發生。
- 避免含香料、高脂肪的食物，也不要生食蔬菜或吃大量水果，以減少腸道刺激。
- 可在腹部使用熱敷，會感覺較舒適，並盡量休息，以儲存體力。
- 採溫水坐浴，以保持肛門皮膚完整以及肛門區的清潔。如廁後徹底洗手以避免病菌的傳播。

▶ 如何預防

- 注重個人衛生，勤洗手。
- 注意飲食衛生，出國旅遊時，只飲用開水、罐裝或瓶裝飲料，飲料中避免放冰塊。
- 吃水果或蔬菜前，請削皮。
- 不要吃放得太久的食物。
- 避免食用身體不易吸收消化的食物。

- 可請醫師或藥師，檢視您正在服用任何可能會引起腹瀉的藥物。
- 除了醫師的指示外，不可自行購買抗生素（即消炎藥）或止瀉藥服用，以免延誤病情。
- 如果腹瀉症狀未改善，且伴有噁心、嘔吐、發燒或便中有黏液時，可能表示患者有傳染性疾病，應盡速送醫診治。

健 康 小 提 醒

腹瀉		
好發族群	· **年輕人**：腸躁症或感染 · **成年人**：腫瘤	
求診科別	腸胃內科	
易發季節	無	
照護要點	· 注重個人衛生，勤洗手 · 注意飲食衛生 · 吃水果或蔬菜前，請削皮 · 不要吃放得太久的食物 · 避免食用身體不易吸收消化的食物	

胃痛

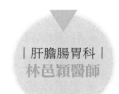

常見症狀

周先生 60 餘歲，是一位已退休的公務人員，身材偏瘦，個性追求完美，自我要求高。年輕時工作壓力大，三餐不定時，再加上有吸菸習慣，偶爾會感到胃痛，但在服用藥房購買的胃藥後，通常都能得到緩解。周先生原本以為好不容易現在退休了，可以在家享享清福，但胃痛的毛病卻不見改善，吃了胃藥也沒有緩解，同時他變得容易疲倦、頭暈，經過診所抽血檢驗，發現他有貧血現象。醫師建議他必須做胃鏡檢查，但他因為怕胃鏡檢查很不舒服，而猶豫不決，最後在子女的催促下，終於接受了無痛胃鏡檢查，結果發現胃部有 3 公分的潰瘍，切片報告顯示是胃癌。幸好經外科手術治療，腫瘤並未擴散到淋巴結，且術後也恢復良好。

▶ 症狀成因

上腹痛的原因複雜，包括功能性消化不良（約 60%）、消化性潰瘍及胃食道逆流疾病（約 25%），以及以下幾種情形：

- **膽道疾病**：膽囊結石、肝內結石、膽囊腫瘤、膽管結石等。

- **肝臟疾病**：肝炎、肝癌等。
- **胰臟疾病**：急慢性胰臟炎等。
- **腸道疾病**：缺血性腸炎、寄生蟲感染、發炎性腸炎等。
- **腹部腫瘤**：胃食道癌、肝癌、胰臟癌、淋巴癌等。
- **代謝疾病**：糖尿病、甲狀腺功能異常、電解質不平衡（高血鈣、高血鉀）、腎功能不全等。
- **藥物副作用**：包括酒精、止痛藥、抗生素、類固醇等。
- **少見情況**：心肌梗塞、肺炎、帶狀皰疹等。

　　以「十二指腸潰瘍」為例，其典型症狀常發生在胃酸過多或是空腹時。在沒有食物中和胃酸的情形下，食物一般在進食 2 至 3 小時後，會被排空到小腸，而因進食所刺激的胃酸分泌則還會持續 2 至 5 小時，所以潰瘍引起的上腹悶痛，常發生在「進食後的 2 至 5 小時」，特別是空腹時或凌晨時分。至於「疼痛位置」，一般在上腹中央，有時也可能偏左上或右上腹，「疼痛性質」可能有灼熱感、飢餓感或間歇性絞痛，疼痛可能持續數週，也可能緩解後又再度發作。通常這種上腹悶痛的情形，只要進食少量食物，吃點蘇打餅乾等含鹼食物，或是服用制酸劑後，便可以得到緩解。

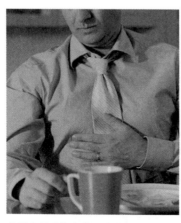

◆胃痛是現代人常見的症狀。

▶ 診斷治療

　　求診時，醫師會先詢問病史。很多患者會抱怨上腹部不適，吃飽時胃部有灼熱感、疼痛、肚子餓也痛、感到反胃、嘔吐，有胃酸並有打嗝、脹氣、消化不良的情形。但由於上腹部包含很多器官，像是肝臟、膽囊、胃、十二指腸、胰臟、脾臟與一部分大腸，所以胃痛不見得是胃部的問題，也可能是其他器官的毛病，必須經由詳細的病史查詢，如：

- 腹部不適的位置。
- 疼痛的特性，是絞痛、悶痛還是刺痛。
- 疼痛的時間長短。
- 是否合併發燒、解黑便等其他症狀。
- 疼痛是否反射到後背、胸腔或是下顎等其他部位。
- 有否使用止痛藥或飲酒的習慣。
- 是否有慢性肝炎病史。
- 家族中是否有罹患腸胃道或是肝癌病史。

　　經過詳細病史詢問及身體檢查後，若病患較像是功能性消化不良，醫師會給予藥物治療。但若症狀反覆、持續，則須安排腹部超音波、胃鏡或抽血等檢查。

▶ 可能警訊

　　現代人飲食不正常，生活壓力大，胃部不適症狀非常普遍，幾乎每個人都多少經歷過，經由生活調適、飲食節制，大部分在幾小時或是數日可復原，自然可以緩解、消

失。但是如果症狀一直持續或是加劇，甚至有下列情形，就必須到醫院進一步檢查。

- **體重異常減輕（短期內體重減輕 5% 以上）**。須考慮是否有肝臟或消化道腫瘤，尤其是國人常見的肝癌、大腸癌、胃癌等。

- **持續嘔吐**。常合併腸胃道阻塞，如反覆性潰瘍導致腸道狹窄。

- **吞嚥疼痛或是吞嚥困難**。可能意謂著食道炎、食道潰瘍、腫瘤或食道蠕動功能不全。

- **貧血**。急性或慢性腸胃道出血，常伴隨貧血現象，如潰瘍、腫瘤出血。

- **肛血或是解黑便**。可能意謂著腸胃道出血。

- **黃疸**。須考慮肝、膽、胰臟等問題，如肝炎、肝硬化、膽結石、胰臟腫瘤等。

- **曾接受胃部手術**。須考慮肝、膽、胰臟等問題，如肝炎、肝硬化、膽結石、胰臟腫瘤等。

- **年齡大於 55 歲**。隨著年齡增加，消化道腫瘤罹患率也漸增，須注意。

▶ 生活照護

- **養成定食定量的飲食習慣**：有一頓、沒一頓的結果，有可能吃得過多、過急，引發消化不良的症狀，又因為沒有細嚼慢嚥，消化液分泌不足，自然影響消化。

- **避免煎、炸及高脂肪的食物**：煎、炸或是脂肪含量高的食物，也會影響消化，容易造成胃灼熱。

● **每天攝取適量的纖維質與喝 2000 至 2500cc 以上的水：** 進入腸道的纖維，可以幫助吸收水分，協助排便正常，改善腹脹的情形。

▶ 如何預防

● 生活作息保持規律。
● 控制體重，以免體重過重，造成胃食道逆流。
● 三餐不暴飲暴食。
● 不吃太過辛辣的食物。
● 喝酒宜節制，不可過量。
● 避免刺激物，如抽菸、吃檳榔。
● 避免濫用藥物，如抗生素、止痛藥等。
● 若是幽門螺旋桿菌帶原者，可經滅菌療法減少消化性潰瘍發生機會。

健 康 小 提 醒

胃痛	
好發族群	壓力、緊張一族
求診科別	腸胃科
易發季節	無
照護要點	・心情放輕鬆 ・養成定食定量的飲食習慣 ・避免煎、炸及高脂肪的食物 ・每天攝取適量的纖維質與喝 2000 至 2500cc 以上的水

便秘

|大腸直腸外科|
邱建銘醫師

常見症狀

25 歲的婷婷是愛美一族，只要有朋友告訴她有什麼吃了可以更漂亮的產品，她總是勇於嘗試。平時 3 至 4 天才解一次便的她，聽朋友介紹，吃某種網路上賣的酵素，可以促進腸胃蠕動，只要解便正常，人也會跟著水嫩透亮，於是她毫不猶豫的也跟著買了好幾盒。一開始吃真的很有效，可是後來吃的量似乎要增多，才會出現效果。失望的她便停吃，沒想到一不吃，竟然 1 個月都不解便。積了「一肚子大便」的她，嚇得趕緊到醫院檢查，才發現腸子都已發黑，醫生還告訴她是「大腸黑色素沉著症」。

經過醫生的解說，她才明瞭原來酵素並沒有軟便的功能，這種以酵素為名的養生商品，吃下去之所以會軟便，其實裡面都摻了瀉藥。如果不及早戒除，可能會導致大腸被切除的命運。

▶ 症狀成因

造成便秘的原因有很多，主要為：

◆ 錯誤的飲食及生活習慣

- 食物纖維攝取不足。

- 缺乏適度的運動。
- 未養成定時排便的習慣，或有便意時未立即解便。
- 經常仰賴緩瀉劑，而養成習慣性。

便秘的定義
- 不解大便超過三天。
- 大便過硬。
- 大便過度出力。
- 解不乾淨。

- 環境的改變，如住院、出差、旅遊等因素。

◆ 身體結構或功能失調

- 大腸阻塞，如腫瘤、腸扭結、腸套疊。
- 直腸肛門出口阻塞，如肛門狹窄、直腸脫垂或膨出、肛門括約肌反向收縮、會陰下降症候群。
- 臟器神經肌肉病變，如先天或後天缺乏大腸神經節、大腸無力症、假性阻塞、憩室症、大腸急躁症。

◆ 神經性病變

- 腦神經疾病，如腦瘤、帕金森氏病。
- 外傷。
- 脊髓疾病，如腫瘤、多發性硬化症。

◆ 精神失調

- 憂鬱症。
- 精神病。

◆ 醫療相關原因

- 藥物的作用，如服用可待因（codeine）、鐵劑、胃乳片、抗痙攣藥物等。
- 臥床不能活動。

◆ 內分泌及新陳代謝出現問題

- 甲狀腺功能過低。
- 高血鈣症。
- 懷孕。
- 糖尿病。
- 脫水。
- 血鉀過低。
- 尿毒症。
- 親鉻細胞瘤。
- 鉛中毒。
- 紫斑症。

▶ 診斷治療

病人在診間受檢時，醫師多會注意便秘可能合併的臨床徵候，包括：

- 血色素低下（貧血），產生暈眩。
- 體重減輕或經常食慾不振。
- 頻便、想排便時但排不太出來、排便時糞便變細。
- 排便帶有黏液。
- 腹部有無疼痛，或合併有反彈痛。

有便秘困擾的患者，醫師會給予以下的檢查：

- 理學檢查。
- 血液生化檢驗，以測定大腸排空的時間。
- 大腸內視鏡檢查。

- 大腸鋇劑攝影。
- 肛門肌電圖。
- 肛門直腸壓力測試。
- 動態排便攝影。
- 病理組織的切片診斷。
- 精神狀態的評估。

▶ 可能警訊

- 排便習慣突然改變，例如長期都是 3 天一次，此模式卻改變了。
- 排便最後有黏液或帶血。
- 解便後，卻仍覺得解不乾淨。
- 肚子容易發脹。

前三個症狀常可能是緊張壓力大，腸子亂抽筋、大腸激躁症之類的問題；也不排除直腸發炎或是直腸癌。「肚子容易發脹」則可能是腸阻塞，有阻塞性與麻痺性兩種，「阻塞性」可能是腸沾粘或是癌症，「麻痺性」則可能是內科性的毛病引起。

▶ 生活照護

◆ 掌握大腸蠕動的黃金半小時

要避免便秘的發生，最重要的是掌握自己大腸蠕動的「黃金半小時」。每個人每天腸胃大蠕動的機會有 1 至 3

次，分別是「早上剛睡醒」及「三餐飯後」，比較容易出現大腸反應，推擠大便的大蠕動，那時大腸會把大便推到直腸。這個推動力的過程只有半小時，因此一旦有便意，馬上去上廁所，就可以把大便順利輕鬆擠出來，而且能解得很乾淨。相反地，如果有便意時，沒有馬上去廁所，半小時後直腸放鬆，屁股就會憋起來，大便於是逆流往上跑。不少人因為上班、上課，有時間緊迫性的壓力，有便意時先憋著，等手邊的事做完了，大便卻已回流，用力了半天只有一點大便，又解不乾淨。長期下來，大便的力道日益增加，就容易長痔瘡，因此建議大家要有快便的習慣。

◆ 高纖維飲食

九成便秘的人可以藉著高纖維飲食，讓大便鬆軟，比較好解。因為高纖維可以讓大便量增加，刺激大腸反射性收縮，讓收縮比較有力氣，將原本便秘的習慣改變過來。

◆ 大腸、肛門口的檢查

如果還是沒有辦法，應做大腸、肛門口的檢查。透過大腸鏡、大腸攝影等，了解大腸蠕動情形，是太慢還是大腸腸道太彎，而且要排除腫瘤的可能性。

▶ 如何預防

現代人生活緊張、壓力大，便秘可說是稀鬆平常的事。然而我們所吃下去的食物，毒素累積在大腸最久，如果經常解便不順，便很容易發生腸胃道癌症。所以日常生活不可不注意：

- 養成正常的生活作息與三餐定時的飲食習慣。
- 不熬夜，因為熬夜後隔日，腸子較不會蠕動。
- 多吃高纖飲食，如五穀雜糧、糙米飯。
- 多吃粗食，例如吃青菜時，不要忘了也吃它的

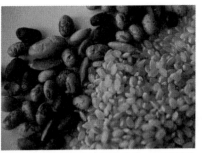

◆ 若有便問題，多吃高纖飲食，可以幫助改善。

梗，像芹菜纖維質很高；吃水果時，盡量選擇有果肉渣的尤佳，如柳橙、蘋果、橘子等。

健 康 小 提 醒

便秘	
好發族群	女性、壓力一族、飲食不正常與不愛吃青菜水果的人
求診科別	大腸直腸外科、腸胃內科
易發季節	無
照護要點	・多吃富含纖維質的食物 ・三餐定時 ・規律的運動 ・養成定時排便的習慣 ・不熬夜

大便帶血

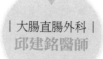

│大腸直腸外科│
邱建銘醫師

常見症狀

40 歲的李先生，多年前因大便帶血求醫，經醫師診斷是痔瘡，他心想痔瘡很普遍，於是不以為意。直到最近大便又開始解不乾淨，剛開始他自行前往藥房買成藥塗抹肛門，但解不乾淨的問題卻愈來愈明顯，甚至大便混有血絲還有黏液，嚇得他急赴醫院。醫師檢查結果發現他的肛門口有突出的顆粒，痔瘡已經很大，在痔瘡上方距離 1 至 20 公分的地方還有腫瘤，經過仔細確診後是直腸癌。由於延誤太久，以至於腫瘤已延伸到肛門口的括約肌肉，整個肛門口都要切除，必須做永久性的人工肛門。

▶ 症狀成因

◆ 可能的合併症狀

如果發現大便帶血，求診時醫師會特別留意可能的合併症狀，包括：

- 血色素低下（貧血）、暈眩、盜汗、因出血量多而昏倒及血壓下降，嚴重時甚至會導致休克。
- 體重減輕、食慾不振、嘔吐。
- 頻便、有便意但便不太出來、排便變細。

- 排便時帶有黏液。
- 腹脹、腹鳴、腹部有疼痛感，或合併有反彈痛。
- 肛門周邊腫痛。
- 肛門搔癢。

◆ 可能原因

造成大便帶血的可能原因，當然也因為年齡不同而有所區別：

- **幼兒**：麥克氏憩室、幼年型息肉、肛裂、發炎性腸道疾病。
- **成年人**：混合痔瘡、惡性腫瘤、動靜脈生成異常、遺傳性血小板異常、小腸惡性腫瘤、發炎性結腸炎、發炎性腸道疾病、肛裂、孤立性直腸潰瘍。
- **老年人**：大腸憩室症、血管異生、腺性息肉、惡性腫瘤、缺血性大腸炎、發炎性腸道疾病、輻射性直腸炎。

▶ 診斷治療

◆ 便血是鮮紅色的

需先鑑別是否由肛門口病因造成，要做的檢查包括：

- 基本的肛門視診與指診。
- 肛門或乙狀結腸鏡檢查。

◆ 便血量很多時

要先給予大量體液補充，以維持生命徵候，待穩定後或同時擺放暫時性鼻胃管抽吸，以鑑別是否由上消化道大

量出血造成，此時要檢查：

- **呈陽性反應**：需做上消化道內視鏡檢查，有異常發現，則做正確的診治。

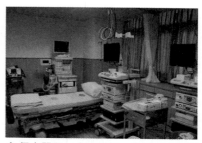

◆ 便血問題，愈早檢查，愈能避免無可挽回的遺憾。

- **呈陰性反應或無異常發現**：鼻胃管若無出血反應則可能是下消化道出血，可能需安排血管攝影或大腸鏡檢查。

◆ 大量出血時

由醫師安排核子醫學科做紅血球掃描，盡快尋找出血點，此目的為：

- 確認出血點，以安排血管攝影檢查。對於出血的血管，可直接做栓塞或利用藥物靜脈注射。如果血管攝影無法找到正確出血點或處置，則直接做手術處理。
- 紅血球攝影如果無法找到出血點，則必須先輸血，採支持性治療。

◆ 一般量的出血

做大腸內視鏡檢查，可直接對出血病因做治療；如果內視鏡無異常發現，則做輸血及支持性治療。

▶ 可能警訊

就醫後即使查出來並無其他異常，也不要隨便去藥房買瀉藥吃。因為長期吃瀉藥，會導致整個腸子變鈍，造成

「大腸麻痺症」或是「大腸不動症」，嚴重時將必須施行「全大腸的切除」手術。特別是有些人神經原本就比較鈍，卻又愛使用刺激性的藥物，瀉藥吃愈多神經就愈鈍，最後導致整個神經受損，就像水管都不會動一樣，反倒無法排便。所以，如果發現以下幾個排便習慣改變了，就要特別警覺：

- 排便習慣突然改變，例如原本 1 天一次或 3 天一次的排便，卻改變成 1 天兩次或 5 天一次等各種混亂的狀況。
- 排便最後有黏液或帶血。
- 肚子常常發脹。
- 大便時有想解卻解不乾淨的感覺，且大便跟血混在一起。

▶ 生活照護

- 定期做健康篩檢，便血問題愈早檢查，愈能避免無可挽回的遺憾。
- 大便的糞便潛血，規定需要連續驗三次，只要其中一次有血，就要做大腸鏡檢查，以排除沒有大顆的腫瘤。
- 九成便秘的人可以藉著高纖維飲食讓大便鬆軟，比較好解。因為高纖維可以讓大便量增加，刺激大腸反射性收縮，讓收縮比較有力氣。

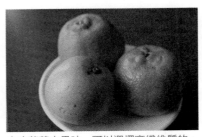

◆吃蔬菜水果時，可以選擇高纖維質的，如柳橙、橘子等。

- 如果狀況沒有改善，除

了大腸鏡檢查，還要做肛門口的檢查、大腸攝影等，看到大腸蠕動慢、大腸彎曲程度，而且要排除腫瘤的存在。

▶ 如何預防

- 保持正常的生活作息與飲食習慣，通常熬夜隔日，腸子較不會蠕動。
- 多攝取高纖維飲食。
- 吃青菜時也要同時吃它的梗，水果連同果肉渣一同食用為佳。

健 康 小 提 醒

大便帶血	
好發族群	無
求診科別	大腸直腸外科或腸胃科
易發季節	無
照護要點	‧ 保持正常的生活作息與飲食習慣 ‧ 多攝取高纖維的食物

小便有泡沫

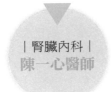

常見症狀

65 歲的王先生，最近一年來，每次上廁所後，小便泡沫都很多，甚至得沖個兩三次才能把泡沫給沖掉。王先生平日有打網球的習慣，自認為體力還不錯，身體應該沒什麼大問題。雖然他有高血壓病史，且最近半年來都沒有確實量血壓，也未規則服藥，但平日並不會頭痛、頭暈，所以他並不以為意，唯一讓他比較困擾的是，最近半年來，每到半夜，他幾乎都要起床上廁所，有時一夜還得起來 3 至 4 次解尿。

▶ 症狀成因

尿液有泡沫的情形其實相當常見，臨床上，大部分求診檢查之後都沒有什麼大礙。若是偶發性，或是過了數天後，泡沫漸漸消失，便不必理會。但若是泡沫愈來愈明顯，且症狀固定，便需要到門診

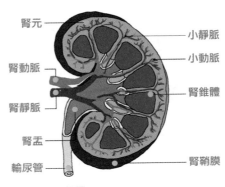

腎元 —— 小靜脈
小動脈
腎動脈 ——
—— 腎錐體
腎靜脈 ——
腎盂 ——
輸尿管 —— —— 腎鞘膜

◆腎臟結構圖。

就診。到門診檢查，醫師會先安排尿液檢查，臨床上要注意的是，蛋白尿是否存在，以下介紹蛋白尿的可能成因：

- 一過性（暫時性）的蛋白尿。
- 姿態性的蛋白尿。
- 有意義的蛋白尿。指的是每天蛋白尿持續超過 0.5 公克，且合併以下情形，便代表潛在腎臟疾病：

  1. 紅血球圓柱體或紅血球。
  2. 血中白蛋白下降，小於 3.5g/dl。
  3. 脂尿症，尿中有脂肪油滴。
  4. 下肢或是臉有浮腫的現象。
  5. 抽血檢驗，腎功能為異常。
  6. 血脂過高。
  7. 高血壓。

若為有意義的蛋白尿，即有可能是「腎絲球的病變」，又分為「原發性」及「續發性」。

- **原發性腎絲球病變**

  1. 甲型免疫球蛋白腎病變（IgA Nephropathy）。
  2. 膜狀增生性腎絲球腎炎（Membranoproliferative glomerulonephritis）。
  3. 腎膈細胞增生型腎炎（Mesangial proliferative glomerulonephritis）。
  4. 膜狀腎絲球腎炎（Membranous glomerulonephritis）。
  5. 微細病變（Minimal-change disease）。
  6. 局部性腎絲球硬化症（Primary focal segmental glomerulosclerosis〔FSGS〕）。

7. 細纖維性腎絲球腎炎（Fibrillary glomerulonephritis）。

● **續發性腎絲球病變**

1. 抗腎絲球微血管基底膜疾病（Anti-GBM disease）。

2. 抗嗜中性球抗體引起的腎臟血管炎（Renal vasculitis, including disease associated with antineutrophil cytoplasmic antibodies〔ANCA〕）（eg, Wegener granulomatosis）。

● **狼瘡腎炎（Lupus nephritis）。**

1. 冷凍球蛋白性血管炎（Cryoglobulinemia-associated glomerulonephritis）

2. 細菌性心內膜炎（Bacterial endocarditis）。

3. 過敏性紫斑症（Henoch-Schönlein purpura）。

4. 感染後腎炎（Postinfectious glomerulonephritis）。

5. C 型肝炎（Hepatitis C disease）。

6. 糖尿病腎病變（Diabetic nephropathy）。

7. 類澱粉沉積症（Amyloidosis）。

8. 高血壓腎硬化（Hypertensive nephrosclerosis）。

9. 輕鏈型沉積骨髓瘤併骨髓瘤腎病變（Light-chain disease from multiple myeloma）。

10.次發性局灶節段性腎小球硬化症（Secondary focal glomerulosclerosis）。

▶ **診斷治療**

　　除了例行性的問診，了解病史之外，還會根據需求給予以下檢查：

- 尿液生化分析以及顯微鏡檢查。
- 尿中蛋白量的測定。
- 早晨尿液的分析。
- 血中肌酸酐、白蛋白、血糖。
- 腎臟超音波檢查。
- 腎臟切片檢查。經醫師評估後，某些患者需要做腎臟切片檢查以確定診斷。

▶ 可能警訊

　　如果有以下異常情形，可能是「腎臟功能衰退」，必須趕緊就醫檢查：

- 有尿液減少的情形。
- 體重快速增加或有水腫的現象。
- 有發燒，細菌感染的現象。
- 有動脈或靜脈栓塞的現象。
- 合併有心血管疾病。
- 晚間起來解尿次數比以前增加。

▶ 生活照護

- 建議每日攝取少於 5g 的鹽（1 茶匙的鹽約 5g 至 6g）
- 飲食中的蛋白質攝取，需要經由醫師及營養師的指導，加以限制。

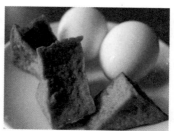

◆ 除了要限制「鹽」的攝取，「蛋白質」也要限制。

- 控制血壓、血糖及血脂。
- 維持規律適量的運動。
- 每天有充足的睡眠。

▶ 如何預防

- 服用任何藥物之前，應先諮詢藥劑師或醫師。
- 不食用任何來路不明、標示不清的食品及藥品。
- 家族中若有腎臟病的患者，自己也需要注意腎臟功能的變化。
- 發現小便有顏色、尿量減少、泡沫增加等情形，都需要就醫以確診。
- 40 歲以上的成年人，應該定期到指定醫院做年度的健康檢查。

健 康 小 提 醒

小便有泡沫	
好發族群	40 歲以上
求診科別	腎臟科
易發季節	不限定季節
照護要點	・ 隨時留意腎臟功能及尿液成分的變化 ・ 建議每日攝取少於 5g 的鹽 ・ 限制飲食中的蛋白質攝取 ・ 控制血壓、血糖及血脂 ・ 維持規律適量的運動 ・ 每天有充足的睡眠

吐血

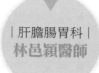

|肝膽腸胃科|
林邑穎醫師

常見症狀

陳老先生是位 60 多歲的農夫，因長年辛勤耕作，導致下背疼痛及膝關節退化，疼痛時會到診所注射止痛消炎針，或是自行購買電台廣告藥物服用。雖然有時胃部不適，吃點胃藥也能應付過去；但最近幾天，他發現解便顏色較黑，起初他以為是吃了太多地瓜葉所引起的，並不以為意，沒想到一天夜裡他起來上廁所，竟忽然吐血。家人發現他昏倒在廁所內，緊急叫救護車將他送到醫院急診室。經過內視鏡檢查，發現陳老先生是胃潰瘍出血，經輸血、內視鏡止血及潰瘍藥物治療，老先生在住院 1 週後順利出院，並持續回門診追蹤治療。

▶ 症狀成因

　　人體的血剛流出來時是鮮紅色的，可是接觸到胃酸後，會變成像咖啡渣一樣黑黑的，所以從嘔吐物的顏色及數量，可以大略知道出血多快多急。當然有些消化道出血，不見得會馬上吐出血來，這時放置鼻胃管引流灌洗，也有助於判斷出血量的多寡。當出血量不多時，病人可能並沒有特別不適的感覺，但如果出血量來得又快又多

（出血量大於 500 至 1000cc），就可能會有頭暈、全身無力、口渴、少尿與心跳加速的症狀，而隨著出血量的增加，還會出現血壓下降、意識昏迷，甚至休克死亡的可能性。至於導致吐血的可能原因，包括：

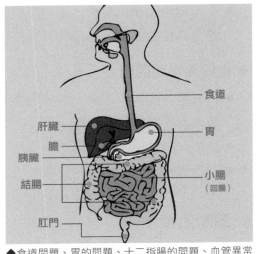

◆食道問題、胃的問題、十二指腸的問題、血管異常的問題等，都可能導致吐血。

◆ 食道問題

- 食道炎、食道潰瘍、肝硬化造成的食道靜脈瘤破裂。
- 飲酒過量或代謝異常造成劇烈乾嘔，而導致食道黏膜的撕裂傷、食道癌。

◆ 胃的問題

- 消化性胃潰瘍。
- 消炎止痛藥引起急性黏膜損傷。
- 腦外傷、腦中風及燒傷引起的壓力性潰瘍。
- 胃腫瘤及胃癌。
- 肝硬化造成的胃靜脈瘤破裂。

◆ 十二指腸的問題

- 十二指腸潰瘍出血最常見，它與幽門螺旋桿菌感染有關。

- 十二指腸腫瘤或是十二指腸靜脈瘤則非常少見，大部分都是消化性潰瘍所引起的。

◆ 血管異常的問題

- 先天遺傳或後天因素，如放射線治療後，造成消化道黏膜中血管構造脆弱出血。
- 膽道、胰管出血。
- 主動脈腸道瘻管出血、口咽部出血、咳血。

▶ 診斷治療

- 吐血病人須臥床休息。
- 對意識不清或是年老者，須注意呼吸道通暢，以避免吸入性肺炎及窒息的情形發生。
- 禁食，避免進一步對腸胃造成刺激。
- 靜脈輸液補充，對於出血量或是血壓不穩定的患者，須注射兩處以上大管徑靜脈導管，或是中央靜脈導管。
- 輸血以維持血壓及血中氧氣輸送的量，對於易出血體質病患，如肝硬化或是腎功能不全者，有時須輸血小板及凝血因子。
- 安排胃鏡檢查。胃鏡主要的作用是尋找出血原因及位置並加以治療，90%

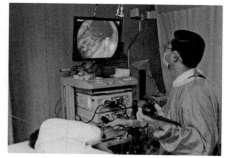

◆大部分的出血病人，可經由胃鏡檢查確定診斷，並有效治療。

以上的出血病人，可經胃鏡檢查確定診斷並有效治療。如「消化性潰瘍」出血者，可直接在出血處注射藥物，或給予燒灼術或止血夾等治療；「食道靜脈瘤」出血可經橡皮圈套止血，或是於出血處注射硬化劑治療。但若發現出血是因「腫瘤」所引起的，常須手術治療。

- 有少數出血情形無法經由胃鏡診斷，可能要做血管攝影術檢查，或是核子醫學掃描，來確認出血原因。

▶ 可能警訊

- 吐出大量鮮血，合併出血性休克或意識不清，造成多重器官衰竭。
- 年齡大於 65 歲。老年人常見慢性疾病，如糖尿病、心臟病、腎衰竭，出血時會加劇原來疾病嚴重度。
- 合併其他器官疾病，如心臟病、尿毒症、嚴重感染症者。
- 靜脈瘤出血合併失償性肝功能不全，出現黃疸、腹水時，死亡率增加。
- 住院期間須大量輸血，以維持血壓穩定者。常意謂著出血處血管較粗大或凝血功能不足，內視鏡止血不易，常須開刀治療。

▶ 生活照護

- 避免過多的刺激物，如抽菸、飲酒。
- 避免服用過量的止痛藥。有消化潰瘍病史或是年老者，若是需要使用止痛藥，可使用新一代的 COX-2 抑制劑（細胞內酵素，可以抑制發炎，又名「環氧酵素」）或普拿疼。

● 肝硬化患者須定期到醫院檢查，減少靜脈瘤出血機會。

▶ 如何預防

　　吐血有可能是消化性潰瘍，但也可能與胃部感染幽門桿菌，甚至與肝硬化有關。所以如果出現吐血症狀，務必找醫師求診檢查，以確定病因，早日治療。而平時則應該注意：

● 生活作息要保持規律。

● 三餐應正常，不要經常餓過頭或暴飲暴食。

健康小提醒

吐血	
好發族群	潰瘍患者、慢性肝病、肝硬化患者
求診科別	腸胃科
易發季節	冬天
照護要點	・飲食生活需正常 ・勿過量服用止痛藥 ・避免過多的刺激物，如抽菸、喝酒

陰道不正常出血

| 婦產科 |
陳智賢醫師
審訂

常見症狀

〈案例一〉46 歲的黃女士，20 年前先生去世後，就未曾接受過子宮頸抹片檢查，最近幾個月發現陰道不規則出血，都一直認為只是更年期前的亂經而已。直到後來陰道出血合併有異味惡臭，才勉強到醫院檢查，在內診時發現子宮頸有一潰爛出血的腫塊，經切片取樣送病理檢查，診斷為「子宮頸鱗狀上皮癌」，而且已有遠處轉移的情形。

〈案例二〉28 歲的陳小姐，未婚且身材肥胖。從青少女時期，月經就不正常，經常 3 至 4 個月才來一次月經，曾經看過婦產科門診，醫師懷疑陳小姐患有「多囊性卵巢症候群」。最近一年，突然有不規則陰道出血的狀況，雖然經中醫師調理，但症狀仍是忽好忽壞。到醫院婦產科就診，經超音波檢查，顯示陳小姐子宮內膜呈現異質性增厚，經門診子宮內膜抽吸取樣並送病理檢驗，證實為「子宮內膜腺癌」，幸好癌症還算早期，應可完全治癒。

〈案例三〉39 歲的賴小姐，未婚。最近一年出現了不正常陰道出血現象，原本生理期應該結束了，卻仍持續 1 個星期類似生理期的出血，而且合併有大量血塊，身體常感疲倦、無精打采。賴小姐在公司每年的常規健康檢查發現自己的血色素很低，貧血情形相當嚴重，於是她到醫院婦產

科求診，經由內診和超音波檢查後發現她患有「多發性子宮肌瘤」，大大小小肌瘤，共有十幾顆，而不正常出血，也是因為肌瘤所產生。婦產科醫師告訴她，由於肌瘤數目太多，可能要切除整個子宮，但是賴小姐尚未結婚，因此一時無法接受自己的子宮被摘除，而拒絕手術。

▶ 症狀成因

　　不正常陰道出血，通常是指正常月經週期以外的陰道出血，是婦科門診常見的問題之一，也是一些婦科疾病的常見表徵。造成的原因非常多，根據病人的年紀、出血的形式、部位以及出血和原來月經週期的關係，而呈現不同的差異性，一旦有不正常出血，首先需要排除腫瘤、懷孕和感染的可能。如果依據年齡，可將其病因分為：

◆ 少女青春時期

　　因為卵巢功能尚未成熟，所以不正常出血的原因，多半是卵巢不排卵所引起。

◆ 更年期前後

　　因為卵巢萎縮，排卵功能也衰退，因此出血的原因，大多也是不排卵所引起。

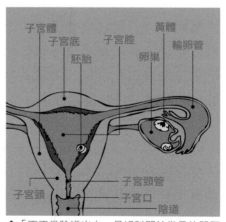

◆「不正常陰道出血」是婦科門診常見的問題之一。

陰道不正常出血的原因

依年齡區分	少女青春時期	卵巢功能尚未成熟,多半是卵巢不排卵所引起
	更年期前後	卵巢萎縮,大多是不排卵所引起
依疾病區分	子宮頸癌	「人類乳突病毒」的感染
	子宮內膜癌	女性動情激素過多
	子宮肌瘤	生育年齡的婦女約 30% 的人患有子宮肌瘤

　　但如果是以下的症狀,也會造成陰道不正常的出血:

◆ 子宮頸癌

　　造成子宮頸癌最大的原因是「人類乳突病毒」的感染。此病毒會隨著性行為感染到子宮頸部,不過絕大多數受到感染的婦女,都會產生抗體而清除病毒,只有少數比例會持續感染,而產生「子宮頸上皮病變」,甚至發展成侵犯性癌細胞。子宮頸癌是逐漸形成的,從上皮病變到侵犯性癌症,通常要好幾年時間,進展得很慢,所以每年的抹片檢查很重要。

◆ 子宮內膜癌

　　又稱為「子宮體癌」,在台灣婦科惡性腫瘤排名當中占第二位,且發生率有逐漸增加的趨勢,發生年齡也有年輕化現象。這可能與生活飲食習慣的改變,以及婦女晚婚、不婚、少生育有關。

　　子宮內膜癌跟女性動情激素有密切關係,因為動情激

素會刺激子宮內膜的增生，所以當長時間外來或內生性動情激素過多的時候，就會有危險，像是懷孕、無生產經驗、長期月經不順、少排卵甚至無排卵的女性，以及更年期以後的族群。另外肥胖、糖尿病和高血壓，也是子宮內膜癌的高危險因子，尤其肥胖的人會比瘦的人分泌更多的動情激素，自然也增加內膜癌發生的機率。

◆ 子宮肌瘤

是相當普遍的疾病，據估計，生育年齡婦女約 30% 的人患有子宮肌瘤。大部分子宮肌瘤的患者完全沒有症狀，有些女性根本不知道自己患有子宮肌瘤，但也有部分患者卻深受其苦。

▶ 診斷治療

一般可經由子宮頸抹片、陰道鏡切片檢查、超音波檢查及血液腫瘤指標監測來診斷，有時甚至需要電腦斷層或核磁共振等高級影像檢查。

◆ 子宮頸癌

只要透過每年定期子宮頸抹片檢查，患者與醫師有足夠時間來處理這些變化，不難在形成癌症之前把癌前上皮病變治癒。

◆ 子宮內膜癌

對於子宮內膜癌的高危險族群而言，最重要的就是改變自己的生活型態。配合醫師治療調理自己的月經週期，

避免子宮內膜長時間受到動情激素的刺激，便可避免罹患子宮內膜癌。

◆ 子宮肌瘤

美國每年因子宮肌瘤而完全切除子宮者大約有 30 萬人，在台灣因為子宮肌瘤而切除子宮者也將近 2 萬人。

對於大多數沒有症狀的子宮肌瘤患者，觀察是最好的治療方式，一般是 3 個月接受一次超音波檢查，至於症狀嚴重而內科藥物治療無效者，在過去大概只能選擇手術治療；至於手術治療的方式，則可分為「腹腔鏡」與「傳統剖腹」，手術範圍又可分為「全子宮切除」或「只摘除肌瘤」。

至於患有多發性子宮肌瘤，卻又不想切除子宮的女性，目前醫療科技發達，「子宮動脈栓塞法」就是一種相當合適的另類選擇。

▶ 可能警訊

年紀越大，惡性腫瘤機會也增加，所以停經後不正常陰道出血，更是要小心惡性腫瘤的可能性。

◆ 子宮頸癌

因為子宮頸癌病變發展的速度很緩慢，也許是好久以前的一次性行為，便造成子宮頸癌發生的可能性。所以每年定期接受子宮頸抹片檢查，非常重要，才不會錯過早期發現早期治療的機會。

◆ 子宮內膜癌

以前罹患子宮體癌的人，大都是接近停經或是已經停經、年齡在 50 歲以上的女性族群，但是現在 20 至 30 歲就罹患子宮內膜癌的病例卻經常發生，關於這一點，年輕的女性朋友要多加注意。

◆ 子宮肌瘤

子宮肌瘤是子宮內壁肌肉層增生的纖維狀組織腫瘤，一般不具危險性、不會造成傷害，也不會變成癌症。但部分會造成婦女朋友月經過多、貧血、經痛、頻尿、腹痛與不孕。

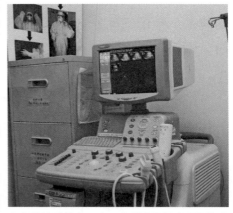

◆定期接受檢查，才不會錯過早期發現早期治療的機會。

▶ 生活照護

- 維持正常體重，過輕、過重都不宜。
- 不宜攝取過多的動物性蛋白質或脂肪。
- 避免攝取過多外來植物性或動物性荷爾蒙。
- 使用荷爾蒙治療更年期症狀時，須遵照醫師指示服用。
- 每年固定時間接受子宮頸抹片檢查。
- 有陰道出血的人，應每季接受婦科超音波檢查。

● 如有任何問題，請立即就醫。

▶ 如何預防

生活照護和預防兩者是一致的。

陰道不正常出血	
好發族群	40 歲以上婦女
求診科別	婦產科
易發季節	無
照護要點	・每年接受子宮頸抹片檢查 ・每季接受婦科超音波檢查 ・如有任何問題，請立即就醫

＊本文原作者為許振興醫師。

痛經

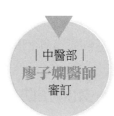

｜中醫部｜
廖子嫻醫師
審訂

常見症狀

〈案例一〉19 歲的大學新生小毓，每個月遇到生理期來潮前 1 個星期，就會感到下腹悶痛。對於忍受疼痛得過且過的她，原本不以為意，沒想到有一次在生理期快來前一天，小毓喝了一大杯冷飲解渴，結果隔天經痛難耐，讓她直冒冷汗的在床上打滾。因為白天還要上課，她只好先吃一顆止痛藥緩解，但這次痛苦的經驗，讓小毓再也不敢在生理期前後碰冰冷的食物或飲料。

〈案例二〉33 歲已婚的小賢，遇到生理期就會感到特別疲倦，工作效率降低，下腹部又脹又悶又痛，且會一直持續到經期結束才緩解這樣的困擾，讓她有時忍不住跟老公抱怨：「還是當男生輕鬆，每個月不會有這個煩惱。」

▶ 症狀成因

痛經症狀不一，發生時間通常在月經期或月經前後，症狀從下腹悶痛到劇烈疼痛都有，也有腰痠背痛甚至有時會伴隨噁心、嘔吐、頭痛、腹瀉、腹脹或情緒不穩的症狀，嚴重者還可能會臉色蒼白、冷汗淋漓，甚至昏厥過去。其主要成因可分成下列兩大類：

◆ 原發性痛經

此類痛經無器質性病變,**易發生在年輕未婚女性**,月經來的前後時期有下腹陣痛現象,持續大約 2 天,隨著年齡增加及生產後,症狀會改善或消失。可能原因為內分泌失

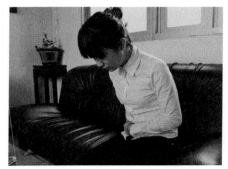

◆痛經的經驗,可說是許多女性的夢魘。

調、前列腺素過多造成子宮收縮過強而使肌層產生缺血及缺氧,進而引發疼痛。此類病人通常是月經剛來,或初經不久後,開始有相關症狀。

◆ 次發性痛經

此類痛經跟婦科器官實質病變相關,**常見於 30 歲以後的女性**,症狀往往持續至經期結束,且症狀愈來愈劇烈。發生原因有子宮內膜異位症、骨盆腔沾黏、慢性骨盆充血、骨盆腔發炎、裝置避孕器等。此類病人可以從一些婦科檢查與超音波掃描找出病因。

▶ 診斷治療

痛經的診斷主要還是以「臨床的症狀表現」來診斷。通常醫師為了排除更嚴重的疾病,會建議病人接受骨盆腔內診,與超音波掃描檢查,來確認或是排除其他相關的疾病,像是子宮內膜異位症、子宮腺肌症、骨盆腔發炎等。

◆ 原發性痛經

原發性痛經在臨床治療方面，主要以緩解月經來時的疼痛與相關不舒服的症狀為考量，一般會使用止痛藥、緩解肌肉收縮的鬆弛劑等藥物。

◆ 次發性痛經

至於次發性痛經，除了使用前述藥物來緩解症狀外，還需考慮下列治療：

★子宮內膜異位症

最常見的是病患長有卵巢子宮內膜異位瘤（即俗稱的「巧克力囊腫」），需要以腹腔鏡進行囊腫切除手術，以避免病灶擴大，導致痛經加重。

★子宮腺肌症

如果病患已經完成生育上的需求，且痛經症狀嚴重無法以藥物治療，可以考慮手術切除子宮治療。

★骨盆腔發炎

需要以抗生素治療發炎，並避免盆浴、同房，以免疾病惡化。

★嚴重痛經

如果痛經過於嚴重，無法以藥物緩解，且病患還沒生育，可以考慮以腹腔鏡進行薦前神經部分切除，以減輕疼痛程度。

▶ 可能警訊

　　痛經的經驗，可說是許多女性的夢魘。根據統計，大約 50% 女性都有程度不同的痛經經驗，嚴重的痛經可能會影響女性朋友的情緒、社交活動，甚至連日常生活都會受到限制。雖然痛經發生頻率很高，許多女性也為此所苦，幸而一般多屬良性的痛經，但有下列狀況發生時，應該就醫檢查，進一步排除其他併發症的發生。

- 疼痛程度逐漸加重，已影響生活作息。
- 疼痛發生時間改變。
- 月經週期不正常。
- 月經經量突然變多或變少。
- 月經經血有異味，或有其他不正常分泌物。

▶ 生活照護

- **保持個人清潔**，避免生理期時抵抗力減弱，導致感染加重疼痛症狀；經期尤其要避免行房、盆浴及游泳。

- **保持心情放鬆愉快**，尋求紓解壓力的方法，可減少疼痛。

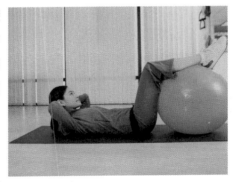

◆適度運動可以提升身體抵抗力。

- **平時有適度的運動**，可以提升身體抵抗力，但生理期時因體力下降，抵抗力減弱，劇烈運動反而會加重經痛。

- **避免受涼**，以免身體血液循環減弱，更使經脈凝滯，導致經血疏泄不利，加重疼痛。建議適時以熱毛巾熱敷下腹，溫通血脈，減輕疼痛。
- **作息正常**，避免晚睡甚至熬夜，讓身體充分放鬆休息。
- **戒菸**，香菸中的尼古丁會讓血管收縮，連帶刺激子宮收縮，加重經痛，想要痛經別找上門，吸菸者請戒菸。未抽菸者，除了不要嘗試吸菸，也要避免去容易吸到二手菸的地方。
- **飲食均衡**，不偏食，也不暴飲暴食。
- **食物以溫熱為主**，少吃寒涼生冷的東西，以避免經脈凝澀，血行受阻。
- **食物調理要清淡**，少吃肥厚、油膩、烤、炸、辛辣的食物。

▶ 如何預防

- **平時應注意精神調理**，消除焦慮、緊張及恐懼的心理。
- **經期前與月經期間，少吃生冷食物或是喝冰涼的飲料、吃冰**。其他如西瓜、水梨、柚子、葡萄柚、椰子、橘子、香瓜、柿子、番茄、檸檬、蓮霧、鳳梨、桑椹、奇異果等，都是寒涼的水果；蓮藕、白木耳、石蓮花、絲瓜、冬瓜、苦瓜、黃瓜、香瓜、小白菜、大白菜、茄子、茭白筍、竹筍、半天筍、蘆筍、芥菜、荸薺、芹菜、結頭菜、白蘿蔔（菜頭）等，則是寒涼的蔬菜，都要少吃或不吃。

- **經期時不要從事游泳、涉水等活動**，以免受寒，同時要注意保暖。
- **服藥要規律**。調經止痛藥，應該於月經前 3 至 5 天開始服用，經期當中繼續服用 3 至 5 天為宜。

健 康 小 提 醒

痛經	
好發族群	女性
求診科別	婦產科
易發季節	無
照護要點	· 平日少飲用寒涼飲料，少吃寒性瓜果，月經來之前與行經期更應避免 · 月經來之前與行經期可適時補充熱性食物，並針對下腹部給予適當熱敷按摩 · 疼痛程度較重的女性，應就醫診察，以排除其他未發現的疾病

＊本文原作者為吳俊賢醫師。

急性陰囊疼痛

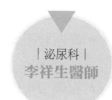

|泌尿科|
李祥生醫師

常見症狀

〈案例一〉13 歲剛上國中的小展，在學校上體育課時，突然感覺右側陰囊疼痛，被緊急送至醫院急診室。經超音波檢查，發現其睪丸正常，醫師診斷是「睪丸附屬器扭轉」，緊急手術切除睪丸附屬器後，才解除其疼痛。

〈案例二〉72 歲的李老先生，平時排尿不順暢，經常滴滴答答，每次小便都站很久，某天突然發燒，右側陰囊疼痛。醫師仔細檢查後，發現其陰囊紅腫、熱痛，睪丸腫脹，摸起來硬梆梆的，疼痛到幾乎不能觸碰，經診斷是「尿路感染合併右側急性副睪發炎」。

▶ 症狀成因

◆ 睪丸扭轉或是睪丸附屬器扭轉

　　急性的陰囊疼痛，有部分原因可能是睪丸扭轉或是睪丸附屬器扭轉，從嬰兒到 30 歲的年輕男性都可能發生。睪丸附屬器扭轉（附屬器是胚胎遺跡，出生後沒有任何功能），不如睪丸扭轉那麼緊急、嚴重，但如果是睪丸扭轉就很緊急；因為扭轉造成睪丸沒有血液供應，4 至 6 小時就會壞死。所以年輕族群一旦發現睪丸扭轉，要緊急進行手術，以免睪丸缺血壞死，如果未能及時解除，最後被迫切除，將影響男性生殖功能。

◆ 急性副睪丸發炎

急性副睪丸發炎，多發生在 20 歲以上的年輕人，以及老年族群；年輕人多為「性活動頻繁」及「尿道感染」而來，老年人則可能是「攝護腺肥大」，造成尿路感染。還有另一種是因為「陰囊筋膜壞死」，所造成的急性陰囊疼痛，原因不見得直接來自陰囊，可能是痔瘡、痔瘡瘻管、

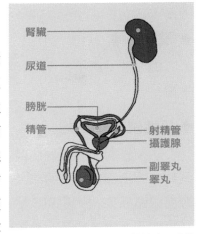

◆ 陰囊急性疼痛，必須急診診治，千萬不要延遲。

尿路感染甚至是副睪發炎，都會引起急性陰囊壞死性筋膜炎，其死亡率相當高。

綜合以上，可將急性陰囊疼痛區分為四大類：

- 包括嬰兒在內，屬於年輕族群的**睪丸扭轉**。
- 14 歲左右的學齡男生，較常發生的**睪丸或是睪丸附屬器扭轉**。
- 20 歲成年後，以及老年人攝護腺肥大，所引起的**急性副睪發炎**。
- **急性陰囊筋膜壞死**，也是陰囊急性疼痛的原因之一。

▶ 診斷治療

◆ 睪丸附屬器扭轉

因為只有睪丸附屬器血液供應不良，不影響睪丸，並不需要緊急手術，甚至是否一定要進行手術切除還有異議。

◆ 睪丸扭轉

因血液供應不良，為拯救睪丸免於缺血壞死，必須緊急手術。

◆ 急性副睪丸發炎

必須針對不同致病病菌，依適合的抗生素下藥，才能得到較好的治療。年長的病人，急性副睪丸發炎可能是續發，源自尿路感染、攝護腺肥大，或是排尿不順，若從根本治療，必須切除攝護腺或是改善排尿問題，改善尿路發炎情形，才能穩定控制急性副睪發炎。

▶ 可能警訊

嬰兒、學齡前或學齡兒童族群，如果陰囊紅腫、疼痛，一定要警覺會不會是**睪丸扭轉**，此症通常來得突然，一扭轉、缺血就會疼痛，必須趕快送急診。性活動頻繁的成年人，急性陰囊疼痛可能是急性副睪發炎。大多為續發，且多半來自尿路感染，之前一定會有小便急尿、排尿不順、頻尿或是小便疼痛的情形，有此病史就可診斷是**急性副睪發炎**。另一種比較少見的病因是**腮腺癌**，學齡前兒童或成年人都可能發生，腮腺炎可能引發急性副睪發炎或是睪丸發炎。但不論是睪丸扭轉、副睪丸發炎還是附屬器扭轉，其表現均為陰囊急性疼痛，必須急診診治，千萬不要延遲。

比較要注意的是在青少年的急性陰囊疼痛，要特別區分睪丸扭轉或急性副睪丸炎，因為急性睪丸扭轉必須緊急手術治療。

▶ 生活照護

年紀大的人，容易發生急性副睪發炎或是急性陰囊筋膜炎，要解決其根本原因，必須：

- 保持清潔，控制尿路感染。
- 攝護腺肥大或是相關疾病，要積極治療，以降低急性副睪發炎或是急性陰囊筋膜炎的可能性。

至於**長期臥床的男性**，則必須注意：

- 尿道、尿管、會陰部與肛門附近的衛生保健要徹底，以免引起急性陰囊筋膜發炎。

▶ 如何預防

年輕族群的睪丸扭轉或睪丸附屬器扭轉都是不可預期的，一發生疼痛就要想到這個病的可能性，至於老人家則要特別注意：

- 局部會陰清潔，不要有肛門瘻管或是痔瘡或其他會陰部的傷口，以免引發急性陰囊筋膜發炎。
- 若有攝護腺肥大、排尿不順等問題，要積極治療。

健 康 小 提 醒

急性陰囊疼痛	
好發族群	男性
求診科別	泌尿科
易發季節	無
照護要點	・提高警覺，立即就醫 ・排除攝護腺肥大等問題 ・注意局部會陰的清潔

腹股溝腫大

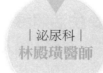

| 泌尿科 |
林殿瑃醫師

常見症狀

67 歲王先生是位果農，一年多前在果園裡噴灑農藥時，突然覺得右腹股溝脹且鈍痛，當時一心忙著工作，並不以為意。工作完畢回家洗澡時，他才發現右腹股溝（鼠蹊部）處有輕微鼓起，由於觸碰並不覺得很疼痛，便一直沒有加以理會。直到上個月，他在採摘水果時，突然感到右腹股溝疼痛難受，他勉強把水果收成完畢，回家一細看，赫然發現右腹股溝隆起的那個地方，已形成腫塊，而且還腫得像一顆鵝蛋那麼大。只要久站或肚子用力時，便覺得有疼痛感，但一平躺下來，腫塊卻又縮回去，嚇得他趕緊前往泌尿科門診就醫。經泌尿科醫師檢查後，診斷其為「右腹股溝疝氣」（脫腸或墜腸）。

▶ 症狀成因

有腹股溝疝氣的病人，常發現在久站、打噴嚏、用力解大小便或搬重物等，需要肚子用力的動作後，腹股溝便有腫塊隆起，而在肚子放鬆或全身平躺時，腫塊則會慢慢消失。較嚴重或時日已久的疝氣，甚至疝氣囊會往下蔓延至陰囊，造成「陰囊腫脹」。腹股溝疝氣不論男女都有可能發生，只是女性的比例較低，男女比約為 4：1。一般來說，腹股溝

疝氣可分為「先天型」和「後天型」：

◆ 先天型腹股溝疝氣

以**小男孩或小男嬰**發生的機率較高，是因為睪丸由腹部降至陰囊後，腹鞘狀突未完全閉鎖所造成。

◆ 後天型腹股溝疝氣

多發現於成年人身上，是因為腹部肌肉筋膜薄弱或有缺損，疝氣囊形成後，腹部內的腸子，網膜或水分便跑進疝氣囊內，於是形成一個腫塊。此症多好發於**長期慢性咳嗽、長期便秘、因攝護腺腫大而需用力解小便**，以及**需要負重工作**的族群。

▶ 診斷治療

腹股溝疝氣患者的腫塊，一般會時大時小，也會隨著身體動作不同而隆起或隱沒。但若發現是一個固定不動的腫塊，就要做其他的考量或診斷。

由於疝氣不會自行閉合，也沒有藥物可醫治，必須手術才能根治，若沒有不適合手術的狀況存在，即應盡早手術治療。而對於那些身體狀況並不適合手術的患者，可暫時配戴「疝氣托帶」，給予外在壓力，暫時防止腸子等腹腔內器官掉入疝氣囊袋，但此並非治本之道，仍應施以手術為佳。

▶ 可能警訊

無法自行回復或推不回去的疝氣，可能變成「嵌頓性疝氣」。因腸子掉入疝氣囊袋無法退回腹腔，而有腹脹、腹痛、

嘔吐、食慾不振、腸蠕動減緩、排泄困難等腸阻塞的症狀，即所謂箝閉性或嵌頓性疝氣。若不立刻緊急手術處理，會造成腸子缺血性壞死（絞扼性疝氣），甚至併發敗血症的情形。

▶ 生活照護

疝氣術後傷口大約 7 天後可拆線，原則上，一拆線，病患就可以正常活動。但 1 至 2 個月內仍要避免以下幾項腹部會用力的動作：

- 咳嗽。
- 蹲姿。
- 用力解便。
- 提重物。
- 劇烈的運動。

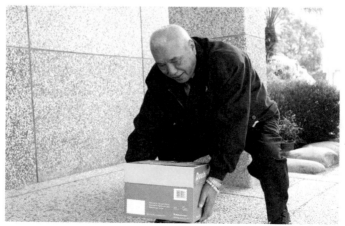

◆ 術後 1 至 2 個月內，仍要避免腹部會用力的動作。

▶ 如何預防

後天型腹股溝疝氣患者，應注意：

● 平時飲食需均衡，宜多吃青菜、水果，以避免便秘。

● 不要抽菸，以避免慢性支氣管炎。

● 有下泌尿道症狀，應盡早至泌尿科就醫。

健 康 小 提 醒

腹股溝腫大	
好發族群	男性、有便秘、慢性支氣管炎及小便困難的族群
求診科別	泌尿科
易發季節	不限季節
照護要點	‧ 飲食需均衡，多吃青菜、水果 ‧ 不要抽菸 ‧ 有下泌尿道症狀，應盡早就醫

骨盆腔腫瘤

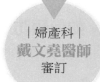

｜婦產科｜
戴文堯醫師
審訂

常見症狀

〈案例一〉42 歲的林女士，最近半年小腹逐漸隆起，原以為是步入中年，代謝變慢所造成的，但後來卻出現頻尿、下腹壓迫不適的狀況。趁著到醫院接受子宮頸抹片篩檢時，請醫師內診之後，懷疑有骨盆腔腫瘤的情形，安排超音波檢查，發現是「子宮肌瘤」。

〈案例二〉36 歲的陳小姐，在 12 年前曾因經痛接受腹腔鏡檢查，診斷為「子宮內膜異位症」。最近兩年經痛加劇，從月經要來之前就開始痛，痛到月經結束之後幾天還在悶痛，且經血量變多，夾帶有大量血塊。於是到婦產科抽血檢查，發現有貧血情形，經超音波檢查發現是「子宮肌腺症」。

〈案例三〉24 歲的王小姐，最近小腹稍微突出，以為是吃多發胖了，便開始每天搖呼拉圈運動減肥，某天搖到一半，突然下腹一陣陣劇痛。經家人緊急送醫，接受超音波與電腦斷層檢查，醫師懷疑其是卵巢畸胎瘤，進一步接受剖腹探查，發現是「卵巢畸胎瘤合併扭轉壞死」。

▶ 症狀成因

◆ 子宮肌瘤

是子宮平滑肌的一部分細胞不正常增生所形成的良性腫瘤，發生率30%，惡性變化的機會很低，約僅0.4%。其症狀包括月經異常（量多、過久）、骨盆壓迫感、頻尿、排便障礙、痛經等。

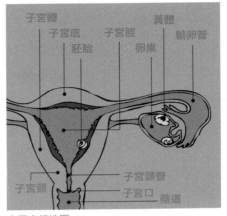

◆子宮構造圖。

◆ 子宮肌腺症

成因為子宮內膜組織直接穿透，陷入子宮肌肉層中。這個變化會使異位的內膜旁肌肉增生、肥厚，導致子宮整個或局部變大、變硬，成為球狀。症狀為經血過多或過久，有次發性經痛的情形。

◆ 卵巢瘤

卵巢瘤有很多種類型，較常見的如功能性囊腫、畸胎瘤、子宮內膜異位瘤及上皮細胞瘤。症狀包括；月經異常、下腹痛、腹脹等；有時卵巢瘤還會併發扭轉、破裂、壞死或出血，需緊急安排手術治療。

▶ 診斷治療

骨盆腔腫瘤的診斷需要靠內診、超音波檢查或再加電腦斷層檢查、血液腫瘤指標等，才能真正釐清其種類及狀況。

◆ 子宮肌瘤

60% 的子宮肌瘤患者並沒有明顯的症狀，只需觀察追蹤即可，但若有異常出血過多導致貧血，或是壓迫症狀明顯、疼痛難受等情形，就必須介入治療。治療的方式包括「藥物症狀治療」、「外科手術」，手術通常為「肌瘤切除」或「子宮切除」。

◆ 子宮肌腺症

通常病灶散布在整個肌肉層，治本之道是將「子宮切除」。「藥物治療」則包括荷爾蒙、止痛藥、止血藥，雖然可以改善症狀，但不能使肥厚的肌肉恢復正常。

◆ 卵巢瘤

卵巢瘤常為功能性囊腫，可先觀察 3 個月，看是否會自行消失。至於開刀的適應症包括：

- 卵巢囊腫大於 5 公分，且觀察 3 個月沒有縮小或消失。
- 有實心部分的卵巢瘤。
- 卵巢囊壁上有乳突狀贅生物。
- 任何大於 10 公分以上的卵巢瘤。
- 有腹水。
- 初經前或停經後出現的卵巢瘤。

▶ 可能警訊

若婦女時常受以下症狀困擾，必須懷疑可能是骨盆腔腫瘤，應盡速就醫檢查。

- 下腹痛。

- 骨盆壓迫感。
- 月經不順。
- 經痛。
- 腹圍變大。
- 體重增加。
- 頻尿。
- 排尿排便困難。
- 可摸到腹部腫塊等情形。

▶ 生活照護

婦女若有**骨盆腔腫瘤**，常有經血過多或經痛的困擾。為**避免經血過多**，月經來潮時應注意：

- 不要飲用酒精性飲料。
- 不可飲用四物湯、八珍湯、中將湯、十全大補湯等補性藥物。若想藉由中藥調經，也應先請教中醫部婦科醫師，開立適合的藥方。

若是感覺會**頭暈目眩**，爬樓梯變得比以前喘，容易心悸，則可能有**貧血**的情形，應注意：

- 適量的補充鐵劑，以改善貧血情形。

至於針對**經痛**的改善，可多注意：

- 少吃動物性脂肪。
- 少吃含咖啡因的食物。
- 養成運動的好習慣。

- 經痛時可熱敷小腹。
- 避免生冷食品或冷飲，特別是月經來之前和月經期間。

若證實已有**卵巢瘤**的情形，則應注意：
- 不要劇烈運動。
- 避免性行為過於激烈深入，以免卵巢瘤扭轉、破裂或出血而需緊急手術。

▶ 如何預防

子宮肌瘤、子宮肌腺症及卵巢瘤，雖都有些徵兆可循，但成因都不明，無法事先預防，只能靠婦女保持警覺性，定期做好子宮頸抹片檢查。一旦發現有骨盆腔腫瘤的可能性，應迅速就醫，適時介入治療，以改善症狀或切除腫瘤。

健 康 小 提 醒

骨盆腔腫瘤	
好發族群	· **子宮肌瘤**：40 至 50 歲婦女 · **子宮肌腺症**：35 歲以上的婦女 · **卵巢瘤**：育齡婦女
求診科別	婦產科
易發季節	無
照護要點	· 留心相關症狀 · 定期做超音波檢查

＊本文原作者為蔡承威醫師。

不可忽視的四肢症狀

手部麻痛

| 神經外科 |
林英超醫師

常見症狀

52歲的章太太在年終大掃除後，陸續出現手指及手掌發麻的狀況，有時會有脹痛的感覺。這種麻痛的感覺常在睡眠中或剛睡醒時較易發生，而這些症狀常在手部做一些重複性的動作時加劇，如編織、騎摩托車、洗衣或拿筷子吃飯時，但如果把手甩一甩就會較舒服。

章太太曾懷疑自己是否中風，但醫師認為，中風屬於腦部的問題，因此當身體出現突發性半身麻木感，才有可能是中風的前兆。經過神經科門診檢查，發現章太太前三指麻得較厲害，有時麻痛的感覺會回傳到手指、前臂或肩膀上，甚至會發現手較無力或遲鈍，甩動手之後會比較舒服，這種情形已有數個月之久，且愈來愈嚴重；除此之外，章太太並無其他神經學的異常。

▶ 症狀成因

引起手部麻痛的原因很多，包括：

◆ 腕隧道症候群

是最常見的手部麻痛原因，也是常見的職業病之一，由於手腕的正中神經受到壓迫，因此產生手部麻木、腫脹、

灼熱及刺痛感。這種感覺在晚上或睡醒時特別明顯,嚴重者甚至還會有手掌肌肉萎縮及手腕無力的情形。

而容易發生腕隧道症候群的人,包括體型較肥胖者、洗腎或糖尿病患者,或是甲狀腺內分泌患者;另外,頻繁使用手部工作的上班族及家庭主婦在大掃除後,也可能出現此種現象。

◆ 頸椎長骨刺

頸椎出現骨刺壓迫神經,通常病患會伴有肩頸或上臂延伸至前臂的神經症狀,包括痠、麻、痛,而且肩部或上臂的症狀會較明顯,夜間常會因此無法睡入眠,嚴重時也會影響肌力或萎縮。

容易產生頸椎骨刺者,以低頭工作的上班族,或現代流行的「低頭族」(泛指一般低頭滑手機或平板電腦的人們)為多,有時腕隧道症及頸椎骨刺可能同時發生。

無論是單一上肢麻痺感或是手指麻木,此二者和中風的半身麻木無力是不同的,前者是神經問題,後者則是腦部發生障礙。

▶ 診斷治療

◆ 腕隧道症候群

診斷腕隧道症候群要靠病史及神經學檢查,像是:

- **敲擊腕部**:會引起疼痛及麻刺感。
- **彎曲手腕**:也可能引起麻刺感。

● **神經傳導及肌電圖檢查：**可提供較客觀的證據。

由於腕隧道症候群是因壓迫造成麻木感，釐清原因之後，醫師會建議患者做以下的處置：
● 多休息，盡量減少手部的活動。
● 藉由藥物改善，修補神經。
● 藉由物理治療，如復健、電療、熱療及推拿等，在初期有時會有不錯的治療效果。

上述這些保守性療法，約可使 65% 的病人得到改善。但若改善的情況不理想，或肌肉已出現無力時，則會建議以內視鏡或傳統手術做減壓手術。

◆ 頸椎長骨刺

當頸椎退化性病變，就是俗稱的「骨刺」，壓迫到脊髓及神經根，也可能引起單一上肢或手部麻、痠、痛。這時，醫師可用神經學檢查來評估以找出可能病變的位置，治療方式以藥物及復健治療優先，約有九成病人可得到緩解。當無法有效改善，則會建議以顯微手術移除骨刺。

▶ 鑑別診斷

輕微的手部麻痛，也可能是血液循環不良所引起，如：
● 手臂部分顏色蒼白。
● 杵狀指（手指頭腫大）。
● 微麻。

但嚴重的手部麻痛，則可能為重大的系統疾病，如：

● 心血管疾病。

● 神經疾病。

● 心臟衰竭。

● 腦幹中風。

這些嚴重的疾病，都會反映在手麻上，所以千萬別忽略了大腦、心血管、中樞神經及系統等造成的手麻所帶來的警示。

▶ 生活照護

● 體重過重者，應先從減輕體重開始。

● 治療原有疾病，如糖尿病、甲狀腺機能異常，應先加以診治。

● 如果手部必須做重複性動作，應避免手腕重複彎曲、伸展、扭轉。

● 不要將手腕長時間靠在硬的東西上面。

● 經常換手做事情。

● 工具要合手，不要用太大的工具。

● 從事重複性手部工作者，應定時休息。

● 打電腦時應調整椅子高度，讓前臂與鍵盤在同一水平面，避免手腕彎曲。

▶ 如何預防

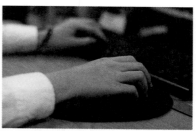

◆ 長期使用鍵盤、滑鼠，可以使用輔具墊子。

- 盡量不要使用手根部、手掌，去做一些需要出力或壓迫的動作。

- 不要過度使用手部，應多休息。

- 長期使用鍵盤打電腦，要注意手的姿勢不要折得太高，應使用墊子的扶手。

- 如果手掌需要出力，可以戴護腕，減少工作負擔。

健康小提醒

手部麻痛	
好發族群	肥胖者、糖尿病患者、甲狀腺內分泌患者、容易有職業傷害的人、家庭主婦
求診科別	神經內科、神經外科
易發季節	無
照護要點	・肥胖者應先減重 ・糖尿病、甲狀腺患者，應先加以治療 ・避免手部重複彎曲、扭轉的動作 ・經常換手做事 ・持續重複性的手部動作，要定時休息

顫抖與帕金森氏病

｜神經內科｜
郭啟中醫師

常見症狀

今年已經 55 歲的阿嬌姨，這 7、8 年來手腳會顫抖，一開始是左邊肢體顫抖，過 1、2 年後連右邊肢體也跟著顫抖起來。起初因顫抖程度輕微，她不在意，以為是做生意顧店和做家事太勞累，只要多休息就好，但後來身體卻變得僵硬起來，動作也不順暢，走路步伐愈走愈小步，需要有人在旁邊協助她，於是在子女的堅持下，她到醫院檢查。神經內科醫師先詢問她有沒有使用藥物，如類固醇（俗稱「美國仙丹」），或大量飲用咖啡、濃茶，這些都有可能加重顫抖症狀；也問她以前有沒有甲狀腺的問題，如果甲狀腺機能亢進，也會有顫抖、心跳過快等問題；之後醫師又安排她抽血檢查，發現內分泌及電解值都正常，經進一步診察後，醫師告知阿嬌姨，她患有「第三期的帕金森氏病」，需接受藥物治療。

何謂顫抖？

顫抖是一種規律性，而且反覆、不自主身體抖動的症狀，可以發生在全身各處，但以四肢為多，幅度可以大或小，速度可以快或慢，一般介於每秒一至十次間，「規律性」為其最大特徵，在睡眠時會消失。正常人在肌肉疲勞、焦慮、害怕及興奮時，手也可能會抖動，振幅可以因焦慮程度而不同。

▶ 症狀成因

顫抖，在醫學上指的是「規律性不由自主地運動」，且通常會影響肢體。造成顫抖的原因大致可分為：

◆ 生理性

在某種姿勢下，抖得快而幅度小，會因為疲倦、焦慮、藥物及食物等而惡化。

◆ 病理性

腦部有病變，在休息或行動中，抖得慢而幅度相對較大。

而不同類型的顫抖，其實代表著不同疾病，需做鑑別診斷，例如：

- **原發性顫抖：**可能出現休息時顫抖或動作時顫抖，部分患者可能兩者皆有。
- **小腦有病變：**意向性顫抖合併平衡及動作協調障礙。
- **動作性顫抖：**休息不出現顫抖，開始動作時會出現顫抖。
- **姿勢性顫抖：**在維持某個姿勢時會顫抖。
- **有頭部創傷病史或中風病史：**腦神經有缺損也會引起顫抖。
- **帕金森氏病或帕金森氏症**（註1）：休息時會顫抖，還會併發肢體僵硬及其他症狀。

▶ 疾病診斷

如果是帕金森病或帕金森氏症，醫師通常會先請患者做以下幾項檢查：

- **帕金森氏病量表（UPDRS）和智力測驗：** 看運動功能及心智精神狀況。

（註1）
帕金森氏病及帕金森氏症

帕金森氏病指的是中腦黑質多巴胺神經退化性病變產生顫抖、僵硬、運動遲緩及姿態不穩等症狀；而帕金森氏症則是因其他原因，所引起類似帕金森氏病的症狀。

- **頭部電腦斷層 (CT) 或腦部磁振造影（MRI）：** 以排除腦中風、腫瘤、水腦等疾病。
- **核子醫學檢查：** 如單光子射出電腦斷層掃描（99mTc-TRODAT），看腦部代謝情況及影像分期，釐清有沒有與臨床分期吻合。

（備註：目前已有特殊的放射性追蹤劑應用於正子電腦斷層掃描檢查，可提高解析度及敏感性，但尚未成為健保給付的常規性檢查）

▶ 治療方式

帕金森氏病共有五個臨床分期（下頁表列），雖然這是神經退化性疾病，但如果可以早期治療，仍可以控制或減緩神經退化。

UPDRS 帕金森症狀衡量表

第一部分：智能、行為、情緒

1. 智能障礙

0 ＝沒有
1 ＝輕微，常遺忘事情，經過思考可以想起
　　來，無其他困難
2 ＝中度記憶喪失，處理複雜問題中度困難，
　　家居生活有輕度障礙，有時需要提示
3 ＝重度記憶力喪失，時間與地點容易混淆，
　　處理問題有重度困難
4 ＝嚴重記憶力喪失，只能辨別特定人物，
　　沒有判斷能力，無法解決問題，需要特別
　　照顧，不能獨處。處理問題有重度困難

2. 思想錯亂

0 ＝沒有
1 ＝鮮明的夢
2 ＝良性幻覺，自然會知道
3 ＝不時陷入幻覺或妄想而無法自覺，日常生
　　活會被干擾
4 ＝持續性的幻覺、妄想、精紳錯亂，無法照
　　顧自己

3. 沮喪

0 ＝沒有
1 ＝不時會有超出正常人該有的哀傷或罪惡
　　感，但是不會持續數天或數週
2 ＝持續性沮喪（1週以上）
3 ＝持續性沮喪伴隨活動力減退之症狀（如失
　　眠、厭食、體重減輕、喪失樂趣）
4 ＝持續性沮喪伴隨活動力減退之症狀，有自
　　殺的念頭或行動

4. 動機

0 ＝正常
1 ＝不如正常積極，比較被動
2 ＝對非例行需做選擇的活動缺乏主動或沒有
　　樂趣
3 ＝對日常規的活動缺乏主動或沒有興趣
4 ＝退縮，完全喪失動機

第二部分：日常生活能力

5. 語言能力

0 ＝正常
1 ＝輕微影響，但可了解
2 ＝中度影響，但有時需要重複述說一遍
3 ＝重度影響，常常需要重複述說一遍
4 ＝大半無法了解

6. 唾液分泌

0 ＝正常
1 ＝少許過量的唾液在口中，晚上可能會流
　　出來
2 ＝中度
3 ＝嚴重
4 ＝嚴重垂涎，一直需要紙巾或手帕擦拭

7. 吞嚥

0 ＝正常
1 ＝很少哽住
2 ＝偶爾哽住
3 ＝需要進食半流質食物
4 ＝需插鼻胃管或做胃造手術

8. 寫字

0 ＝正常
1 ＝有點遲緩或字體小
2 ＝中度遲緩或字體小，但是可以辨認所有
　　字體
3 ＝嚴重遲緩，無法辨認所有字體
4 ＝大部分字體無法辨認

9. 進食能力

0 ＝正常
1 ＝有點緩慢笨拙，但不需要幫忙
2 ＝有點緩慢笨拙，但是可以使用筷子，有時
　　需要別人的幫助
3 ＝必須使用湯匙進食，自己可以緩慢進食
4 ＝需要別人餵食

10. 穿衣

0 ＝正常
1 ＝有點緩慢，但不需要幫忙
2 ＝有時需要幫忙扣釦子、穿袖子
3 ＝有時需要更多幫助，但是有些事情可以獨
　　自做
4 ＝需要完全幫助

11. 衛生清潔

0 ＝正常
1 ＝有時緩慢，但不需要幫忙
2 ＝洗澡需要幫忙，個人衛生處理很慢
3 ＝盥洗、刷牙、梳頭、大小便都需要幫助
4 ＝需要導尿管、或者其他器械幫助

12. 翻身、調整被單

0 ＝正常
1 ＝有點緩慢，但不需要幫忙
2 ＝可翻身或調整被單，但是費很多力氣
3 ＝有企圖心，但不能用自己的力量翻身也拉不動被單
4 ＝完全沒辦法做

13. 跌倒（與凍僵無關）

0 ＝正常
1 ＝很少跌倒
2 ＝很少跌倒，一天少於一次
3 ＝平均一天跌倒一次
4 ＝一天跌倒超過一次

14. 走路時出現凍僵現象

0 ＝正常
1 ＝走路時很少凍僵，起步時有點躊躇
2 ＝走呂時有時候會凍僵
3 ＝常常凍僵，有時會因此跌倒
4 ＝常常因為凍僵而跌倒

15. 走路

0 ＝正常
1 ＝輕度困難，可能不會擺動手臂，或者拖著腳走
2 ＝中度困難，但是只要一些幫助，或是不需要幫助
3 ＝嚴重影響走路
4 ＝即使幫助也無法走路

16. 顫抖　右臂　左臂

0 ＝沒有
1 ＝輕微，很少出現並不會造成困擾
2 ＝中度，造成一些困擾
3 ＝嚴重，許多活動被干擾
4 ＝非常嚴重，大部份活動被干擾

17. 與帕金森症有關異常感覺

0 ＝沒有
1 ＝偶爾四肢麻木、刺痛與輕微疼痛
2 ＝常常四肢麻木、刺痛與輕微疼痛，還不至於因此煩惱
3 ＝常有疼痛感覺
4 ＝非常疼痛

第三部分：動作能力之檢查

18. 語言

0 ＝正常
1 ＝表情、用字、音量有一點減弱
2 ＝中度障礙，發音含糊單調，但是可以了解
3 ＝重度障礙，很難了解
4 ＝完全不了解

19. 面部表情

0 ＝正常
1 ＝輕微面無表情，可以是正常人的「撲克臉」
2 ＝面部表情輕微地減少，並確定是不正常減少
3 ＝中度面無表情，嘴巴有時微張
4 ＝臉部僵硬、固定、表情全無、嘴巴張開超過 0.5 公分公上

20. 靜止型顫抖　臉、唇、頰

0 ＝沒有　右上肢
1 ＝輕微顫抖，很少出現　左下肢
2 ＝持續性的輕微顫抖或間續性　右上肢的中度顫抖　左下肢
3 ＝中度顫抖，常常出現
4 ＝抖動幅度很大，並且經常出現

21. 動作型姿勢型顫抖　右上肢

0 ＝沒有　左上肢
1 ＝輕微，只有動作時才發生
2 ＝中度，只有動作時才發生
3 ＝中度，在動作及維持姿勢時皆發生
4 ＝重度，會干擾進食

UPDRS 帕金森症狀衡量表（續）

第三部分：動作能力之檢查

22. 僵硬（以病人放鬆地坐著時，主要關節移動的狀況來判斷）

0 ＝沒有　　頸部
1 ＝極輕微，或只有在其他肢體　右上肢做動作時才可測到　右下肢
2 ＝輕微至中度　左上肢
3 ＝明顯，但是範圍內動作可完成　左下肢
4 ＝嚴重，範圍內動作完成困難

23. 手指打拍（病人的大姆指與食指盡量張開，以最快速度打拍，雙手分別測試）

0 ＝正常（每五秒多或等於 15 下）　右手
1 ＝有是緩慢，並且幅度減少　左手（每 5 秒 11-14 下）
2 ＝中度障礙，容易疲累，有時動作會中斷（每 5 秒 7-10 下）
3 ＝重度障礙，啟動動作很慢，或動作時常會中斷（每 5 秒 3-6 下）
4 ＝幾乎無法動作（每 5 秒 0-2 下）

24. 手掌握合（病人手掌盡量張開，再連續做手掌握合動作，兩手分開測試）　右手，左手

0 ＝正常
1 ＝有點緩慢，或手掌張開的幅度稍微減小
2 ＝中度障礙，容易疲勞，有時動作會中斷
3 ＝重度障礙，動作開始很吃力，或動作常常會中斷
4 ＝幾乎無法動作

25. 前臂迴旋（以垂直或水平的方向，盡量以最大的幅度，兩手同時做內旋式外轉的動作）

0 ＝正常
1 ＝有點遲緩，旋轉的幅度稍微減小
2 ＝中度遲緩，容易疲勞，有時動作會中斷
3 ＝重度遲緩，動作開始很吃力，或動作常常會中斷
4 ＝幾乎無法動作

26. 兩腳靈敏度測試（病人將腳抬高，幅度必須有三英时高，再用腳跟在地上以最快的速度連續拍打）右下肢，左下肢

0 ＝正常
1 ＝有點遲緩，旋轉的幅度稍微減小
2 ＝中度遲緩，容易疲勞，有時動作會中斷
3 ＝重度遲緩，動作開始很吃力，或動作常常會中斷
4 ＝幾乎無法動作

27. 從椅子上站起來（病人兩手交叉胸前，從直背的木椅或金屬椅站起來）

0 ＝正常
1 ＝遲緩，或需要試好多次
2 ＝可自己扶把手站來
3 ＝容易向後跌回，需要多試幾次，但仍可靠自己站起來
4 ＝必須要人幫助才能從椅子上起來

28. 姿勢

0 ＝正常挺直
1 ＝不是很挺，輕微駝背，對老人可算是正常
2 ＝中度駝背，明顯異常，有輕度側彎
3 ＝中度駝背，中度側彎
4 ＝嚴重前屈，姿勢極不正常

29. 步態

0 ＝正常
1 ＝步態遲緩、拖步，但是不會急步或向前衝
2 ＝走路困難，不需要幫助或只需要一點點幫助，有時步伐急促、碎步或向前衝
3 ＝走路極端困難，需要幫助
4 ＝即使有幫助，仍不能走路

30. 姿勢平穩度（病人眼睛張開，雙腳微張並有準備，檢查人在背後突然拉動肩膀，測試病人反應）

0 ＝正常
1 ＝後退，但不需要幫助，可自行平衡
2 ＝沒有平衡反應，若沒有檢查人員抓住，病人會擇倒
3 ＝非常不穩，即使在自然狀態也有失去平衡的傾向
4 ＝需要幫助才能站穩

31. 全身動作遲緩

0 ＝正常
1 ＝稍微變慢，給人小心翼翼的感覺，對某些人可以是正常的，動作幅度可能減小
2 ＝輕度變慢或動作減少，確實是不正常的，或者動作幅度稍微減小
3 ＝中度變慢或動作減少，或者動作幅度減小
4 ＝重度變慢或動作減少

第四部分：治療之併發症

A. 異動症

32. 期間：出現異動症的時段和清醒期
0 ＝無
1 ＝占清醒時段的 1%-25%
2 ＝占清醒時段的 26%-50%
3 ＝占清醒時段的 51%-75%
4 ＝占清醒時段的 76%-100%

33. 殘障程度：異動症造成殘障的情形
　　（由病史推知，也可在檢查病人後修正）
0 ＝無
1 ＝輕度殘障
2 ＝中度殘障
3 ＝重度殘障
4 ＝完全殘障

34. 疼痛性異動症：異動症有多痛？
0 ＝不痛
1 ＝輕度
2 ＝中度
3 ＝重度
4 ＝極嚴重

35. 是否出現清晨肌張力異常之症狀
　　（由病史推之）
0 ＝無
1 ＝有

B. 臨床藥波動現象

36. 服用一劑藥物後，是否有可以預測的「無效期」出現
0 ＝沒有
1 ＝有

37. 服用一劑藥物後，是否有不可以預測的「無效期」出現
0 ＝沒有
1 ＝有

38. 是否有任何「無效期」是在幾秒的時間忽然出現
0 ＝沒有
1 ＝有

39. 病人出現「無效期」占清醒時段的平均率
0 ＝無
1 ＝占清醒時段的 1%-25%
2 ＝占清醒時段的 26%-50%
3 ＝占清醒時段的 51%-75%
4 ＝占清醒時段的 76%-100%

通常在治療帕金森氏病時，醫師會採取以下幾項治療方法：

◆ 藥物治療

目前有多種藥物可以選擇使用，如左多巴胺、多巴胺促效劑、單胺氧化酶抑制劑、多巴胺脫羧基抑制劑等。多數患者的症狀均可有效減緩，部分患者經過長時間的藥物治療，可能會有肢體亂動症的副作用發生。

◆ 外科治療

若藥物使用已達高劑量，仍不能改善症狀或開始出現慢性藥物副作用，可改採外科治療，利用電腦定位，做以下的處置：

- **視丘燒灼術：**是用電極燒灼視丘，使神經迴路達到新的平衡；但此術式因深部腦刺激術之廣泛應用，目前很少使用。

（註 2）植入深部腦刺激器

腦深部電極刺激，是最近幾年興起的手術，經由精準的立體定位儀，及腦細胞記錄儀，來做深層腦刺激術，好處是成功率高，亦不像燒灼術造成局部神經損傷。缺點是手術昂貴，所費不貲；除帕金森氏病之外，亦適用於嚴重性不自主運動、癲癇及精神疾病患者。

中重度之原發性帕金森氏病患者所需植入之電刺激器，在台灣於民國 104（西元 2015）年 已被核准可申請健保給付；醫師經系列性術前評估，確認合於深部腦刺激術之適應症，可提出健保事前審查申請。唯部分手術所需之植入物，如電極導線或其他，仍需自行負擔費用。

- **植入深部腦刺激器**（註2）：在視丘下核植入深部腦刺激器，就像心律不整需放置心律調節器一樣，神經較不會受破壞，而是靠電量、頻率使神經迴路達到新的平衡。

帕金森氏病的臨床分期
（改良式侯氏暨葉氏分期法，modified Hoehn & Yahr stage）

分　期	症　狀
第 0 期	沒有症狀
第 1 期	單側肢體症狀
第 1.5 期	單側及軀體的症狀
第 2 期	雙側肢體症狀，無平衡障礙
第 2.5 期	輕微兩側症狀，姿態測試時可自行復原
第 3 期	明顯雙側症狀及平衡障礙，尚可自主活動
第 4 期	嚴重行動障礙，可自主行動或需他人協助
第 5 期	需依賴他人協助，行動依賴輪椅；或終日臥床

▶ 可能警訊

- **失智**，約三成 (20% 至 40%) 的帕金森氏病患者可能併發失智症。
- **臥床**，完全需要別人照顧。

▶ 生活照護

◆ 盡可能保持常態性運動

帕金森氏病患者受限於動作障礙，所以一些太消耗體力，或是複雜的運動，較不適宜外，其他諸如健走、慢跑、

游泳，對病人身心都有助益，只要是患者還做得來的活動，都應盡可能保持常態性運動。

◆ 保持原有生活習慣或態度

某些病患發病後，會放棄原本的生活習慣或態度，變得較為消極，以前常做的活動也懶得去做，反而會顯得退化得更快。

◆ 多補充維生素 E 及粒線體維生素 Q10

國外研究發現，帕金森氏病患者可多補充具有抗氧化功能的維生素E，或是粒線體維生素 Q10，部分患者可因此稍減緩症狀。

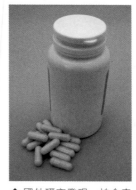

◆ 適量的補充綜合營養素

因為病程演變，及吞嚥動作的影響，有些帕金森氏病的患者，會因為飲食的動作變慢，營養攝取量較以前少，而愈來愈瘦，所以有必要補充一些營養素。

◆ 國外研究發現，帕金森氏病患者可多補充維生素 E，或是粒線體維生素 Q10。

◆ 多攝取高纖維食物

帕金森氏病患者到了晚期，多巴胺的吸收會受到吃太飽，或是蛋白質吸收過多而影響，加上行動變慢，腸道活動變慢，常合併出現便秘的情形，所以建議患者多食用高纖維質成分多的飲食，減少蛋白質與脂肪食物。

▶ 如何預防

顫抖的成因很多，目前並無特殊藥物可保證防止該症的發生，但可從平日的一些生活習慣上著手：

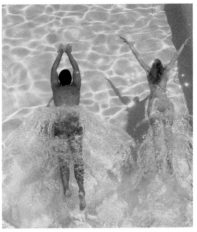

◆ 慢跑、游泳，對病人身心或多或少都有助益。

- 保持適量的運動。
- 多吃蔬菜水果，以達到抗氧化、防止老化的作用，有助於神經系統保持良好功能及活動性。
- 若發現類似症狀，可與醫師討論並診察其根本原因，針對根本病因做治療。

健 康 小 提 醒

顫抖與帕金森氏病	
好發族群	年輕或年老者均可能發生
求診科別	神經內科
易發季節	無
照護要點	・維持適量運動 ・補充維生素 E 及粒線體維生素 Q10 ・遵照醫囑，規律服藥，以改善行動障礙

不自主
動作障礙疾病

｜神經內科｜
郭啟中醫師

常見症狀

（案例一）王先生於 51 歲起開始發現肢體顫抖、步態異常、走路呈現小碎步、漸進性動作遲緩等現象，因漸進性肢體僵硬及顫抖，導致動作困難，多數時間只能臥床或是坐輪椅，日常生活須依賴他人照護。因活動極少，衍生出臀部壓瘡。經過相當長時間的藥物調整，並強迫其漸進性運動，壓瘡始得改善並痊癒，活動力也緩慢進步，雖無法如同年輕時能跑能跳，但恢復自我生活功能，僅部分工作需依賴看護輔助完成。

（案例二）林女士現年 61 歲，於青少年時期開始出現偶發性雙手顫抖的症狀，持續時間不一定，雖未影響日常生活和工作，但緊張焦慮忙碌時或睡眠不佳時，顫抖似乎顯得較為明顯。家族中父親、一個弟弟及一個妹妹亦有類似症狀，但個人程度不同。因為此症狀常會受人關注，當感受到壓力時顫抖會更加明顯。林女士未曾因此症狀服藥控制，直到約 60 歲時，顫抖現象加重且發生頻率增加，才到神經科門診就診。經查為原發性顫抖並接受藥物治療後，顫抖症狀明顯減緩，寫字、持筷或日常生活動作之困擾亦隨之改善。

（案例三）黃女士於 60 歲時開始出現陣發性喘促，講話換氣時特別明顯，經常會發出異聲，常被認為呼吸困難合併氣喘，但黃女士本身並無明顯胸悶痛或其他不適現象。

然而黃女士對於自己講話時會經常夾雜間歇迸出「嗯，嗯」聲音頗感困擾，多次就診心臟科或胸腔科亦無異常發現，輾轉至神經科就診，才了解自身患有橫膈肌躍症。因不自主經常性橫膈收縮，導致胸腔內氣體快速壓出經過聲門時就發出間歇性異聲。經藥物治療後，症狀明顯改善，雖無法完全消除，但說話流暢度明顯改善，不再有異聲，亦不會被他人誤會以為是氣喘、呼吸道疾患或心臟功能異常疾患。

（案例四）吳先生於 12 至 13 歲間開始出現偶發性左側肢體如強直性痙攣收縮，此現象持續時間不規律，會自然緩解，但較常出現在活動時，特別是緊張時更容易出現。因前述症狀，導致個人傾向避免激烈運動，常被認為逃避體育課。直到 18 歲時於神經科就診，始被診斷為少見的陣發性動態性肌張力失常症。經過藥物治療後，該症狀明顯減少，並可從事輕或中強度的運動，就讀於大專院校時，亦可自在參與團體活動，人際關係也獲得了改善。

▶ 症狀成因

　　動作障礙疾病的範圍廣泛，可粗略分為低動性（動作過少）動作障礙症以及過動性（動作過多）動作障礙症。因大腦深部控制動作協調的神經核區域與前腦的運動皮質區及輔助運動皮質區，所形成的神經網路系統出現病變時，會出現動作異常的症狀。

　　低動性動作障礙，常見如帕金森氏症。而過動性動作障礙，常見有顫抖症、肌張力不全症、舞蹈症、肌躍症等。

其中以顫抖症較為常見，其他較少見如僵人症、艾塞克病、肌肉律動症、多發性系統萎縮症、泛發性路易小體病、皮質基底核退化症、漸進性上核型麻痺症等等。因動作障礙症狀不如一般內科系疾病常為人所知，故此類病症的患者，在症狀初起時，不知該向哪一種專科醫師諮詢；或是在就診多處醫療院所之後，才輾轉到神經科專科。

▶ 症狀診斷

常見的動作障礙，大致有以下幾種：

◆ 帕金森氏病（亦可見顫抖與帕金森氏病篇，P.193~203）

好發生於中老年人身上，主要出現在手和腳，休息時特別明顯，在做動作時會減輕，這一特點與動態性顫抖是相反的；病程會持續惡化，而且會伴隨其他帕金森氏病的神經系統症狀，如：

- 雙腿、雙腳或下巴也會有抖動的現象。
- 四肢僵硬，導致肌肉疼痛或是身體無法伸直。
- 動作遲緩，上下床、站立或坐下等一般的動作，都須費勁才能做到。
- 走路無法邁開腳步，只以小碎步前進。
- 走路時雙臂擺動減少。
- 眨眼、臉部表情，都比正常人來得緩慢。
- 平衡感差，病人常因缺乏平衡感而跌倒。
- 便秘。
- 講話速度緩慢、音調呆板。
- 寫字愈寫愈小。

◆ 顫抖

顫抖是一種規律性振動的重複性不自主動作。可以是靜態性、動態性或姿勢性表現。

顫抖亦可以出現於正常生理現象而非疾病，每個人都有可能會發生。顫抖型態細小而快速，但因不明顯而不自覺，在某些情形下，生理性顫抖會被強化而變得厲害而明顯，如：

- 情緒激動害怕。
- 寒冷。
- 血糖過低。
- 甲狀腺機能亢進。
- 酒精或藥物戒斷症狀。
- 藥物或咖啡因的作用。

顫抖的發生病因不明，一般與個人體質、家族病史及遺傳，有很大的關係。此類顫抖各年齡層都可能發生，但年齡愈大，顫抖的程度會愈厲害，主要出現於雙手，也常出現於頭部，甚至聲音顫抖；在雙手維持固定姿勢或做精細動作時特別明顯，休息時減輕，有些患者喝酒後顫抖的程度會減輕，此種顫抖的病程為緩慢惡化，而且不會發生其他神經系統症狀。顫抖症的分類包括：

- 本態性顫抖。
- 強化生理性顫抖症後群。
- 姿態性顫抖。
- 肌張力不全性顫抖症候群。
- 小腦性顫抖。

- 藥物性顫抖症候群。
- 帕金森氏症顫抖症候群。
- 周邊神經病變顫抖症候群。
- 軟顎顫抖症候群。
- 精神性顫抖。

◆ 肌躍症

肌躍症是一種突發、短暫、驚嚇般的不自主動作症狀，因中樞神經系統病變所引發的肌肉突然收縮引起跳動性的表徵。

常見的肌躍症分類有：

- 生理性肌躍症，如入眠性跳動、打嗝。
- 本態性肌躍症。
- 癲癇性肌躍症。
- 續發性肌躍症。

◆ 肌張力不全症

肌張力是正常人在完全放鬆時，關節被動的彎曲時所出現的些微阻力。肌張力不全症是肌肉不自主地收縮形成肢體扭曲和重複性動作或姿勢的動作障礙症。腦內椎體系統有病變時，肌張力會增加；小腦系統病變時，肌張力則會減低；外錐體系統有病變時，肌張力可能增加會減低，或兩者並存。若是兩者並存時，肢體可能出現扭曲的姿勢或動作，稱為肌張力不全症。

常見的肌張力不全症分類有：

- **依發病年齡：**兒童期、青年期、成人期。

- **依症狀分布**：局部型（眼肌痙攣症、斜頸症、寫字痙攣症、痙攣性聲音障礙）。
- **依病因**：原發型（家族性或泛發性）、併發型、續發型（可能因腦性麻痺、腦炎、頭部外傷、腦血管病變、腦缺氧、腦瘤、多發性硬化症等等而引發）。

◆ **舞蹈症**

舞蹈症是出現於肢體遠端的一種快速不自主動作，類似跳舞時肢體擺動，或擠牛奶般手指快速彈跳動作，或類似彈鋼琴般動作。因大腦深部的基底核病變所產生。

常見的舞蹈症分類有：

- **亨汀頓氏病**：為遺傳性疾病，通常發病於青中年（35至45歲間），臨床上有三大症狀，包括精神症狀、智能減退和舞蹈症。早期可能先以行為改變、憂鬱、思覺失調、逐漸講話困難以及不自主動作出現，特別是舞蹈症。晚期則以僵硬及肌張力不全為主。
- **西德南氏舞蹈症**：是急性發作的舞蹈症，因感染 A 型貝他溶血性鏈球菌而出現風濕熱、心臟病及舞蹈症。好發於孩童，出現單側舞蹈症，約 80% 會侵犯全身。病童亦可能出現抽搐、講話口齒不清，及強迫行為症後群。
- **遲發性亂動症**：一種持續性、較不可逆的不自主動作障礙，通常是長期使用精神阻斷劑所引發。此病症好發於頭臉部、口部、四肢及軀幹。依症狀特性又分成遲發性肌張力不全症、遲發性抽搐症、遲發性肌躍症、遲發性顫抖症等等。最常見當屬頰舌咀嚼症候群，好

發於老年人。患有此病者會有舌頭不斷翻轉及伸出、吸吮、舔嘴唇，以及咀嚼等動作，也可伴隨眨眼、眼肌痙攣、眉毛弓起等症狀。

▶ 治療方式

◆ 帕金森氏病（亦可見顫抖與帕金森氏病篇，P.193~203）

對於帕金森氏病的治療，依據病情程度不同，醫師通常會給予：

- 藥物治療。
- 手術治療：深部腦刺激術。

不論採取哪種治療方式，都需要經由神經內科及神經外科醫師詳細評估，選擇一種對患者最佳的治療方式來治療。目前透過藥物治療，可以達到不錯的症狀控制，至於對中重度帕金森氏症出現生活功能障礙，而以藥物治療效果不佳的患者，則可以考慮腦部立體定位手術，施予深部腦刺激的外科療法。

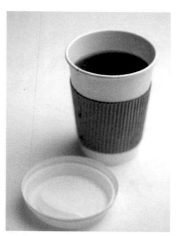

◆「生理性的顫抖」，如喝了含咖啡因的飲料等，只要能找到原因加以治療，顫抖大多會消失。

◆ 顫抖

對於顫抖的處置，依據病因及程度不同，醫師通常會給予：

- 藥物治療，有多種藥物可以選用減輕症狀；並須針對根本病因予以治療。
- 藥物控制不良之頑固型顫抖，可以考慮做腦部立體定位視丘燒灼術，或是深部腦刺激術。

◆ 肌躍症

對於肌躍症的處置，依據症狀不同，醫師通常需進一步查明肌躍症起源的病變區域，除神經電生理之檢查外，亦會進行血液檢查、影像學檢查等等。

- 藥物治療，有多種藥物可以選用；常見如鎮靜劑類藥物，或是低劑量抗癲癇藥物。部分患者合併使用抗憂鬱劑，亦可得到更好的緩解效果。

◆ 肌張力不全症

單一藥物治療效果常不顯著，較長多種藥物混用。包括乙醯膽鹼、痙攣抑制劑、鎮靜劑、抗憂鬱劑或抗精神病藥物、抗癲癇藥物、左多巴藥物等。

對於局部肌張力不全的治療，除藥物之外，亦可考慮肉毒桿菌素，通常可緩解約 70% 以上的症狀，亦少有嚴重併發症。但效果一般維持約 3 個月，部分患者需重複注射。

◆ 舞蹈症

- **亨汀頓氏病：**目前無任何有效治療亨汀頓氏病的藥物，僅能以有限的藥物減緩症狀。近年來基因學研究日益進步，未來基因療法或許有可能成功。
- **西德南氏舞蹈症：**治療以抗生素為主，並預防風濕性

心臟病，症狀可以抗癲癇藥物及抗精神病藥物得到良好緩解。

對於舞蹈症，目前沒有十分有效的藥物可治療。在確定診斷後若是因藥物所引起，則神經阻斷劑應降低劑量甚或停止使用。患者的亂動症可能會出現反彈現象，最好仍堅持停用神經阻斷劑，給予患者自然痊癒的機會。若非使用神經阻斷劑不可時，可搭配選擇部分鎮靜劑或抗癲癇藥。

▶ 如何預防

原發性的不自主動作障礙，即便配合規律的生活作息、飲食或運動，對某些人來說，可能仍舊會發生；對大多數患者而言，需針對誘發因素予以治療，才可以達到預防相關症狀的發生；若確定無潛在性疾病，則可以使用藥物控制，減緩這些不自主動作障礙。

健 康 小 提 醒

不自主動作障礙疾病	
好發族群	年輕人及老年人都可能發生
求診科別	神經內科
易發季節	無
照護要點	針對誘發因素，給予控制或治療

關節痠痛

骨科｜
蔣岳夆醫師
審訂

常見症狀

65 歲的賴女士退休後，每天早上都會到公園做運動、慢跑，偶爾也會在晚飯吃飽過後，和先生一起到住家附近的國小操場快走幾圈。由於家裡是透天厝，所以幾乎天天都會上下樓梯，但最近走樓梯時，她感覺到自己的膝蓋會疼痛，尤其是在下樓時感覺特別明顯。另外，快走或跑步時，如果跑太久，膝蓋關節也會出現格格的骨節聲。後來經過骨科醫師詳細的檢查，發現賴女士是退化性關節炎，可說是步入 65 歲以後的老年人最常見的關節疾病之一。

▶ 症狀成因

◆ 一般成因

一般肌肉關節痠痛、腫脹的原因，不外乎：

- 小朋友的生長痛。
- 成年人的痛風發作。
- 老年人的退化性關節炎。
- 外傷導致肌腱、韌帶發炎甚至骨折。
- 運動後的肌肉痠痛、僵硬。

關節痛和關節炎的區別

- **關節痛**：只有關節或韌帶部位的痠痛，並未有腫脹的現象，也無器質性傷害。
- **關節炎**：關節部位有紅、腫、熱的現象。

◆ 其他成因

除了上述的疾病之外，其實還有很多可能的原因，而這些原因，可用年齡和性別做簡單分類：

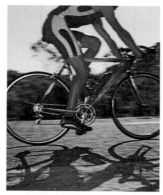

◆ 運動時若不留意，很容易會造成關節傷害。

★ 12 歲以下的小朋友

最常見到的原因以外傷或運動傷害為主。其他較少見的原因則包括了一些幼年型的關節病變，如幼年型類風濕性關節炎、幼年型僵直性脊椎炎和其相關的脊椎關節病變，以及幼年型乾癬性關節炎等。另外，也有一些更少見的原因，如幼年型多發性肌炎、幼年型皮肌炎、骨細胞瘤、白血病、其他血液或淋巴系統的惡性腫瘤及先天性肌肉代謝異常症候群等。

★ 12 至 35 歲的青壯年

這個年齡層中，除了外傷或運動傷害的原因之外，較常見的原因還有下列幾項：

- 髕骨股骨症候群：因髕骨在股骨關節面軌道產生偏移，使受力集中在外側股骨關節面上，造成膝關節彎曲時的疼痛。

- 僵直性脊椎炎。

- 自體免疫疾病相關的肌肉關節病變，包括了全身性紅斑狼瘡、混合型結締組織病變等。而這些病變多以女性為主。

- 反應性關節炎。
- 遊走性風濕。
- 痛風性關節炎因有年輕化的趨勢，也必須列入考慮之中。

★ **36 至 60 歲的中老年人**

- **男性部分**：最常見的是痛風性關節炎。在急性發作時，有高達 1/3 的人血中尿酸並不高，因此痛風性關節炎最正確的診斷，並不是在發作時抽血中尿酸值來做診斷，而是取關節液做偏光顯微鏡檢查，看是否有尿酸結晶存在。
- **女性部分**：除了更年期造成的關節肌肉症狀外，最常見的其他原因還包括了休格林氏症（乾燥症）、類風濕性關節炎、肌肉筋膜症候群、多發性肌炎、皮肌炎及硬皮症等。

★ **60 歲以上老年人**

　　除了最常見的退化性關節炎及痛風性關節炎外，還要考慮到，如焦磷酸鈣沉積症，或是因體內惡性腫瘤生長，所併發的副腫瘤症候群。

▶ 診斷治療

◆ 首先仔細詢問

　　對於關節或韌帶的痠痛，首先要仔細詢問病人，以分辨病人關節韌帶的症狀，可能是什麼疾病所造成的，包括：

- 病史。
- 症狀特徵。

- 是否伴隨其他系統或器官的症狀，如發燒、頭痛、嘴巴潰瘍或皮膚病變等。
- 會導致疼痛的姿勢或動作。
- 可緩解疼痛的姿勢或動作。

◆ 接下來的檢查

在詢問過關節肌肉痠痛，或發炎的臨床症狀及表現，接下來的檢查，則包括：

- **患部觸診**。
- **患部的 X 光照相檢查**：若發炎的地方只限於肌肉或韌帶部分，則 X 光檢查不一定看得出有特殊及明顯的病變；相反地，若發炎的地方以骨骼關節為主，則常可在 X 光檢查上發現一些異常現象。
- **神經學檢查**：可協助醫師判斷，排除是否為脊椎疾患所帶來的疼痛。

◆ 特別的檢查

至於針對一些少數疾病，如痛風、假性痛風、類風濕性關節炎、僵直性脊椎炎等所做的特別檢查，則包括：

- **抽取關節液的偏光顯微鏡檢查**：判斷是否有尿酸結晶或是焦磷酸鈣結晶沉澱。
- **抽血檢測類風濕性因子、環瓜胺抗體檢驗，以及其他相關的血清免疫檢查**：判斷是否為類風濕性關節炎，或其他自體免疫疾病的問題。
- **檢測人體組織抗原 B27（HLA-B27），以及安排全身骨骼發炎掃描的核子醫學檢查等**：判斷是否為僵直性脊椎

炎，或其他相關的血清陰性脊椎關節病變。

◆ 用藥方面

目前，針對類風濕性關節炎及僵直性脊椎炎的藥物治療，除了原本的免疫調節藥之外，最近也有了新一代的生物合成製劑「COX-2 類消炎藥」問世，大大地減低了傳統 COX-1 類消炎藥容易造成胃潰瘍及胃穿孔的副作用。

▶ 可能警訊

- **關節的疼痛、僵硬**：尤其在長時間關節靜止後，開始頻繁活動，較容易發生。
- **關節變形、關節軟組織變形**：末期的話，可能會引起關節構造被破壞。
- **關節滑液囊發炎**：會引發紅、腫、熱、痛，甚至關節纖維化，嚴重的話還會影響肌腱發炎，造成肌肉萎縮無力。
- **疼痛無法藉由休息而改善，甚至因疼痛而無法入睡或夜間痛醒**：這種可能是感染，甚至可能是腫瘤所引起，是最重要且需密切注意的警訊。

如果發現以上症狀，應盡快就診，詢問醫生的意見，以免病情惡化。

▶ 生活照護

- **盡量不蹲、不跪、不爬高、不坐低**，此四不原則，是對關節的最佳照護。

- **適當的休息**，讓關節放鬆、維持正常位置，好讓關節得到舒緩回復的時間。

- **適度的正確運動**，來保持關節正常運作，但以不承受自我體重的運動為佳，如走路、游泳、騎腳踏車等。

- **減輕體重**，以避免給關節太多負擔。

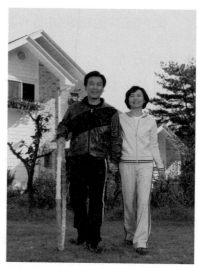

◆ 運動時，以不承受自我體重的運動為佳。

- **多補充鈣質、維生素 D、葡萄糖胺**，以強化骨質和關節。

- 以**熱療、水療**等治療療程，來軟化關節周邊組織，達到促進血液循環和消腫的目的。

▶ 如何預防

- **藥物**：預防和保養的方法，最常見的就是藥物，一種是玻尿酸，像是關節液的缺乏，潤滑不足時，玻尿酸可以打進關節液中，保持關節潤滑，避免耗損。但據 2013 年美國骨科醫學會根據文

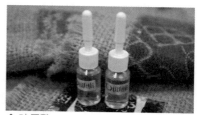

◆ 玻尿酸。

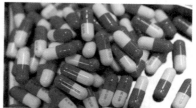

◆ 維骨力。

獻得到的實證醫學結論，已經不建議使用葡萄糖胺、軟骨素或玻尿酸了。

- 而現今正熱門的自體血小板濃液關節注射，則因目前文獻的證據力尚不足，未有定論或建議。

- **運動**：關節有一定壽命，所以最佳的預防的方式就是運動。

- **增強骨質密度**，強化關節耐性外，也可配合**保健食品**、生機飲食，做為平日的保養及預防。

健 康 小 提 醒

關節痠痛	
好發族群	有運動傷害史、中老年族群
求診科別	風濕免疫科、骨科
易發季節	無
照護要點	・不蹲、不跪、不爬高、不坐低 ・讓關節適度的休息、放鬆 ・減重 ・補充鈣質、維生素 D、葡萄糖胺

＊本文原作者為羅揚斌醫師。

關節痛

│骨科│
余曉荃醫師

常見症狀

60歲的陳媽媽是一位傳統的農家婦女，整天操勞於農事及家事之間。最近夜裡陳媽媽常會感到全身疲痛，膝蓋肌肉抽筋，偶而甚至會在睡夢之中疼痛不已而醒來。早上起床時，手指關節僵硬，需熱敷或稍等一下、休息一下，關節才能恢復平日的活動。除此之外，平常很容易的上下樓梯，也變得力不從心，下樓梯尤其吃力。陳媽媽深覺生活品質大受影響，因此到骨科門診尋求醫師的協助。

▶ 症狀成因

◆ 關節的組成及其功能

人體的骨骼、肌腱、韌帶肌肉，形成身體的骨架。骨頭和骨頭之間形成關節，關節面內有軟骨覆蓋避免骨骼磨損，骨骼和骨骼之間有關節囊包覆之，關節囊會分泌關節液潤滑關節面，牽動關節使之運動的組織是肌肉。若身體的組織包含以上的部分發生病變如發炎、變形、鈣化，都會造成關節疼痛。

◆ 關節痛的成因

關節痛的成因包括關節損傷、感染、發炎性疾病或退化性疾病所引起的單一或多發性關節疼痛。

- **關節損傷**：常見於運動或是車禍所導致，發生率以年輕人較多，常見於外力碰撞或是急速撞擊導致關節囊、肌肉肌腱扭傷、關節出血、韌帶斷裂，甚至引起關節脫位、骨折等嚴重傷害。

- **關節感染**：免疫力下降、免疫力不全、全身菌血、關節穿刺等，都有可能引起較不常見的關節感染，關節感染常屬於深部感染，除了使用抗生素治療外，常常需合併關節開刀清創或使引流等外科手術的方式治療才能痊癒。

- **發炎性關節痛**：關節內的滑液膜發炎，致使白血球、巨嗜細胞等炎性物質增生，導致關節軟骨磨損、積水、出血等變化。日積月累的結果會導致關節變形、運動功能喪失，甚至關節融合等變化出現，常見的疾病像是類風濕性關節炎、紅斑性狼瘡及僵直性脊椎炎，都屬於發炎性關節疾病。

- **退化性關節痛**：老年人常見，尤其常見於膝關節、胸腰椎、髖關節或肩關節等。常引起關節疼痛、變形、積水、鈣化等病變，嚴重影響老人家生活品質。

▶ 診斷治療

關節痛的治療方式：

- **休息**。
- **生活方式的改變**：例如採用健康的飲食習慣、減肥和維持正常體重等。
- **物理治療和職能等復建**：包括肌肉的伸展和肌力的加強

練習，增加肌肉力量，保持最佳的關節活動性。這類的復健運動可減少和延緩關節僵硬和關節疼痛的進展。

- **使用藥物緩解疼痛：**包括口服藥、局部使用的乳膏或是貼布等。其成分為止痛藥物，包括對乙酰氨基酚（普拿疼）、布洛芬、雙氯芬酸等非類固醇類抗炎藥物（NSAIDs）。另一類止痛藥則對發炎性關節痛沒有影響，但卻是更強力的止痛藥，例如嗎啡類藥物。

- **使用輔助器材：**比如使用護膝、拐杖、矯正鞋、輪椅等醫療輔具，避免跌倒。

- **手術：**全人工膝關節、全人工髖關節的置換，已經可以提供可靠及可預期的治療結果。

▶ 可能警訊

因關節疾病造成的發炎，常常是許多疾病的警訊，其中心瓣膜症是最具代表性的疾病。所以，如果出現持續性的關節疼痛時，千萬不可掉以輕心，很有可能是骨軟化症的特殊相關症狀，須盡早就醫治療。

▶ 生活照護

◆ 減肥

必要時可減重，以減少肌肉負擔，但要保持三餐正常。

◆ 運動

為避免肌肉承受太大負荷，要盡量做肌肉負擔較少的運動，以維持支撐關節的力量，尤其有氧運動最為有效，如游泳、體操、瑜伽。

◆ 關節活動

不可因為關節疼痛而不使用關節，這樣會使關節痛更加惡化，但發炎嚴重時，還是需要多多休息。

▶ 如何預防

隨著年齡的增長，支撐關節的肌肉會漸漸失去功能，所以說保持肌肉的力量，相對而言非常重要；特別是對於關節疾病，可以提早由運動來預防發生。只要維持長期運動的習慣，鍛鍊肌肉，保持全身血液循環順暢，調整全身機能，就是維持關節健康最好的方式。

健 康 小 提 醒

關節痛	
好發族群	中、老年人
求診科別	骨科
易發季節	秋冬
照護要點	・持續運動 ・維持肌肉關節活動 ・減重，以減少肌肉負擔

常常瘀青

常見症狀

賴小弟上星期感冒才好轉，今天早晨起床卻抱怨肚子一陣一陣的疼痛，兩腳踝關節及小腿腫了起來。同時，媽媽也發現小小的紫紅色突起疹子出現在賴小弟的小腿、大腿及屁股上。到了醫院經過診治，醫師告訴媽媽賴小弟可能患了「過敏性紫斑症」。媽媽覺得奇怪，賴小弟身體一向健康也不曾對任何食物或藥物過敏，為什麼會得到過敏性紫斑症？

▶ 症狀成因

瘀青的原因，一般可能是血小板數量已低於標準值，或是凝血功能出了問題。

◆ 血小板低下

在身體四肢上的表現，多呈現表淺及小點狀的分布，且顏色較為鮮紅。這些瘀青或紫斑通常都不會痛，也不太會癢，因此除非症狀一開始就出現在明顯的地方，或面積夠大，否則有時會延誤診斷時機。血小板低下，很容易有身體自發性出血的併發症，且最怕是造成突發性的腦內出血、肺部出血，以及血尿的產生。一般來說，造成血小板低下的原因有很多種，包括：

- 全身性紅斑狼瘡（Systemic lupus erythematosus, SLE）。
- 抗磷脂抗體症候群（Anti-phospholipid antibody syndrome）。
- 溶血性尿毒症候群（Hemolytic uremic syndrome）。
- 原因不明之血小板低下紫斑症（Idiopathic thrombocytopenic purpura）。
- 血栓性血小板低下紫斑症（Thromembolic thrombocytopenic purpura）。
- 白血病（Leukemia）。
- 淋巴瘤（Lymphoma）。

◆ 凝血功能失調

多分布於較深層的肌肉組織之中，分布面積較為寬大，且顏色較為暗紅或呈現暗紫色。由於凝血功能異常多為先天性的，因此身上瘀青的症狀，常常是從小時候就開始出現。

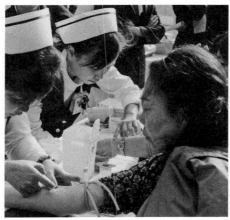

◆ 瘀青的原因，一般可能是血小板數量已低於標準值，或是凝血功能出了問題了。

▶ **診斷治療**

◆ **血小板低下**

　　一般用來測定血小板低下的檢查有：測定血清免疫檢查、補體測定、血液抹片檢查及骨髓穿刺切片等。查看是否有惡性的白血球或淋巴球，才可以做出正確的診斷。

- 如果血清免疫檢測呈現陽性反應，或補體檢查有低下的結果，則以**自體免疫疾病造成血小板低下**的可能性為高。

- 但當血液抹片檢查發現有惡性的血球時，則**白血病**或**淋巴瘤**列入首要的考慮。又若免疫檢查及血液抹片檢查都呈陰性結果，凝血方面檢查也正常，沒有感染的現象，也找不到其他如服用會造成血小板低下的藥物等原因，才能歸因於**原因不明的血小板低下紫斑症**。

- 有少部分病患的血小板低下合併了**血管栓塞**的現象，若屬於突然發生，又合併發燒、腎功能急速惡化，及出現神經學方面的症狀時，則要將**血栓性血小板低下紫斑症**與**溶血性尿毒症候群**列為優先考慮。但若沒有合併上述的併發症，或發生在有習慣性流產的生育年齡女性身上，則需優先考慮抗磷脂抗體症候群。

◆ **凝血功能失調**

　　需要靠檢測凝血功能及凝血因子來做診斷，在治療上則是以補充凝血因子為主。

慢性血小板紫斑症患者，其治療目標為預防中樞神經出血、並降低黏膜出血的風險。目前趨勢是加入臨床症狀做為治療建議，包括無症狀或輕微出血的病童只需觀察的建議，藥物治療包括類固醇、免疫球蛋白、輸血小板。「脾臟切除術」只保留給症狀不易控制、血小板低下時間持續超過一年，或發生嚴重出血卻無法輸以血小板、免疫球蛋白與類固醇來快速提升血小板的案例。

▶ 可能警訊

突起的紫斑散布於下肢及屁股上，70％至80％的病患會伴隨關節炎、關節痛及四肢水腫。除此之外，血管炎亦會侵犯內臟器官如腸胃道、腎臟，而造成肚子痛、血便及腎臟發炎（血尿、蛋白尿）等臨床症狀。

血管性紫斑症亦可影響腎臟的血管而導致血尿的現象，有時甚至需要類固醇治療才能改善症狀。血小板減少性紫斑症，通常以7、8歲左右的兒童罹患者特別多，常伴隨著感冒、麻疹或風疹等疾病；因此，其發生可能與病毒感染有關。

▶ 生活照護

慢性血小板紫斑症患者，其血小板數目很難回復到和正常人一樣，也就是說他們存在著可能大量出血的風險。雖然有多數病患在成長的過程並未出現大量出血的情況，但仍不應放任其進行過度身體碰撞的活動，以免引發大量出血。

▶ 如何預防

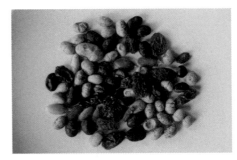

◆ 避免食用過於堅硬的食物之外，過熱的飲食也要避免。

- 平時為了減少食道損傷，應避免食用過於堅硬的食物，亦需避免過熱的飲食。因為若消化道受損傷，容易有出血的風險。

- 避免劇烈運動，避免跌倒撞傷的遊戲。

- 在血小板低下期間，避免使用具抗血小板功能之退燒藥（如阿斯匹靈）或感冒藥。

- 若有出血不止，應盡速就醫。

健 康 小 提 醒

常常瘀青	
好發族群	國中前學童至中年
求診科別	風濕免疫科
易發季節	無
照護要點	及早就醫

四肢無力

｜家庭醫學科｜
劉晟昊醫師
審訂

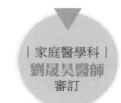

常見症狀

32 歲的王先生，經常會突然四肢無力，本來以為是因為自己坐在電腦前面，工作太久所造成，後來又懷疑自己是否中風？弄得他每天心神不安，連覺都睡不好。後來到醫院就診，醫師告知他，中風屬於腦部的問題，起因於腦血管梗塞或出血，大部分是一側無力，較少會出現全身性肌無力的現象。至於王先生的四肢無力，經檢查發現是「甲狀腺毒性週期性麻痺症」，由於病症少見，因此常被誤診，有類似症狀的患者，應提高警覺。

▶ 症狀成因

首先必須區分到底是客觀上，真的肌肉收縮力不足，還是因為疲倦造成肌肉痠軟的主觀感覺。

◆ 主觀的四肢無力

感冒、低血糖、睡眠不足、疲勞、憂鬱、心情不佳、貧血、缺氧、關節痛、心血管疾病、慢性病、體力不支都會造成無力感，一般表現為頭暈、頭痛、耳鳴、眼花、四肢

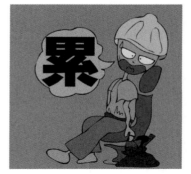

◆ 有四肢無力症狀時，要先區分出到底是「主觀的四肢無力」，還是「客觀的肌肉無力」。

軟弱無力，但是肌力測試卻發現張力正常。就醫學上來說，應該是某些身體功能受限，而出現的虛弱無力感，並不是真的肌力降低。

◆ 客觀的肌肉無力

做肌力測試時，若發現肌張力不足，大致可再分為：

- **神經性**：腦脊髓受損。
- **肌肉問題**：肌肉萎縮症。
- **自體免疫疾病**：重症肌無力。
- **新陳代謝問題**：甲狀腺機能亢進造成週期性低血鉀、甲狀腺毒性週期性麻痺。其中「甲狀腺毒性週期性麻痺症」患者，以日本人和中國人居多，好發在 20 至 40 歲之間，男性得到的機會較女性多，發生原因則與個人體質有關。甲狀腺毒性週期性麻痺症，會出現甲狀腺機能亢進、低血鉀症及突發性肌肉無力等症狀，尤以下肢無力居多，雖然上肢也可能被侵犯，但較不嚴重。

▶ 診斷治療

◆ 病史詢問

四肢無力的診斷，首先需要靠醫生細心的病史詢問，以區分出主觀的虛弱無力感，還是客觀的肌力下降。

◆ 理學評估

詢問完病史之後，醫師會給予患者詳細的理學評估，以釐清病灶的部位是屬於中樞神經問題，還是周邊神經問題，或是肌肉病變。一般來說，全身性的肌肉無力，比較可能是內分泌或是新陳代謝的問題。

◆ 檢查

　　抽血檢查鉀離子、鈣離子、鈉離子、甲狀腺機能、肌電圖、神經傳導試驗，甚至電腦斷層、核磁共振檢查（MRI）等，都可以協助找出病因。由於四肢無力成因複雜，治療不能只有對症下藥，而是應該正確診斷出病因後，針對疾病做根本治療。

▶ 可能警訊

　　四肢無力的症狀大多數人是急性發作，從輕微的肢體無力、完全無力，到呼吸肌無力都有，但不會侵犯到顱神經。少部分會出現肌肉痠、緊、抽筋的情況，如果出現呼吸困難，可能是嚴重肌無力伴隨呼吸肌麻痺。

　　四肢無力患者，通常意識都很清楚，無力的情況，從數小時到數天都有可能，如果沒有正確診治，當鉀離子降得太低時，甚至可能因心律不整而危及生命。如果是半邊手腳無力，有可能是中風的徵兆，必須盡速就醫。

▶ 生活照護

- 生活與飲食習慣要規律。
- 避免攝取大量的碳水化合物和酒類。
- 運動要適可而止。
- 感冒或是身體極度疲累時，要補充水分並多休息。
- 平時應保持愉快心情，勿鑽牛角尖，可多參與公益

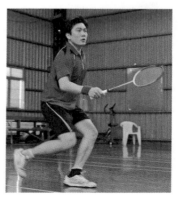

◆ 運動要適可而止，勿超出個人體能極限的負荷。

活動，拓展生活圈。

● 要適當的調整工作與生活上的壓力。

▶ 如何預防

● 日常飲食要均衡。

● 睡眠要充足。

● 適度的運動，但勿超出個人體能極限負荷。

● 有糖尿病的人要控制好血糖。

● 有貧血的人要找出原因，加以治療。

● 有心血管疾病的人，要避免激烈運動。

● 憂鬱情緒持續超過 2 週時，要尋求醫師的協助。

● 定期做身體健康檢查。

健 康 小 提 醒

四肢無力	
好發族群	容易緊張、煩惱多的焦慮症患者、完美主義者、老年人、甲狀腺疾病患者、神經肌肉病變患者、慢性病患者
求診科別	家醫科、神經內科、新陳代謝科、身心科
易發季節	無
照護要點	・生活要規律 ・飲食要定時、均衡 ・睡眠應充足 ・適度的運動 ・保持愉快的心情

＊本文原作者為李彥明醫師。

四肢冰冷

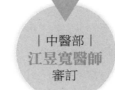

| 中醫部 |
江昱寬醫師
審訂

常見症狀

每年一到冬天，雅雅就會被封上「冰山美人」的稱號，因為她的手腳都很冰冷，尤其是晚上就寢時最頭痛，即使雙腳已經泡了熱水，但如果沒有立即上床睡覺，還是要好久好久，手腳才暖和得起來。雖然結婚後，身邊多了一個伴暖被，睡覺時手腳冰冷的感覺似乎沒那麼嚴重了，可是先生卻偶爾會抱怨，本來快睡著了，卻被她的冰腳一碰就凍醒了，還建議她不妨學他穿著厚棉襪睡覺。偏偏雅雅最怕睡覺時穿襪子的那種束縛感，所以只得繼續當她的冰山美人過寒冬。

其實在門診，也常有年輕小姐就診時抱怨：只要天氣一冷，手腳就跟著變得很冰冷，即使穿上厚襪子，還是泡熱水澡，都只能維持一下暖和度而已。到底是怎麼一回事呢？當然，也常會有媽媽抱怨女兒，平常愛喝冰冷飲料，月經一來的時候就肚子痛，四肢也常常冰冷，臉色很慘白，不知怎麼辦才好？

▶ 症狀成因

四肢冰冷是血管調節功能出現障礙，所引起的一種症狀；意即身體無法將熱量帶到周邊末梢，或是周邊循環變差，無法接收到熱量，就會導致四肢溫度過低。通常在秋冬季節，因為氣候多變，人的血管會因寒冷而收縮，血液

流量減少，使四肢末梢，特別是指尖的部分，呈現失去血色，觸之冰涼的情形，是許多人的困擾。此外，精神緊張、勞累及內分泌失調，也會引發血管調節功能障礙，而造成四肢冰冷。其他的原因還包括：

- 心臟衰弱，無法使血液供應到身體末梢部位。
- 體內血液量不夠，血紅素和紅血球偏低。
- 血管中有阻塞，或因發燒、感冒等，而影響大腦中樞神經，導致手腳冰冷。
- 交感神經功能出了問題，使肌肉遇冷無法緊縮產生熱能以耐寒。

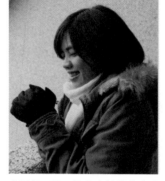

◆天氣一冷，許多女性就會出現手腳冰冷，尤其是貧血或身材嬌小的年輕小姐。

至於傳統中醫則認為，四肢冰冷是「厥逆」的範疇。而厥逆的類型包括了寒厥、熱厥、痰厥、氣厥及血厥等，各有不同：

◆ 寒厥

這類型的手腳冰冷，多出現在年老、體弱多病者的身上。由於他們身體虛弱、正氣不足、感受寒邪之後，血脈運行就會改變，血液不能到達四肢末端，溫暖末梢，自然就會出現手足冰冷。這種人除手足冰冷外，常會有面色萎黃、唇舌淡白、小腹冷，容易下痢拉肚子的情形。

◆ 熱厥

這類病人的手腳雖然是冰冷的，但是他們身上有灼熱

感、怕熱、口渴喜冷飲、便秘、小便黃赤。這種手腳冰冷通常是假象，原因是熱邪閉鬱在裡面，不能發散出來，熱同樣不能達到四肢末端，所以才會手腳冰冷。

◆ 痰厥

這類病人除了手腳不溫之外，還常感覺胸脘滿悶、喉有痰聲，甚至晨起嘔吐痰水、口黏。中醫認為這是痰濕阻滯，胸陽不能宣發的緣故。

◆ 氣厥

若是長期情志不舒、鬱鬱寡歡的人，也會出現手足冰冷感，中醫認為這主要是氣機失調，使陰陽之氣不相順接。

◆ 血厥

病人常手足不溫外，也容易四肢麻木，主要是因為血虛寒滯，導致四肢冰冷。

▶ 診斷治療

從中醫的角度來看，一般人以為冷底、冷身就是所謂的四肢冰冷，但就中醫來說，冷底、冷身屬於「寒厥」，只占了其中一部分，如果不明就裡使用溫補的方式，反而會因藥不對症，而導致副作用。所以成因不同自然也有不同的診治方法。

一般說來，四肢冰冷，而且本身容易疲累、怕冷、活動下降的，體質上多偏寒性；而四肢冰冷，本身卻只想喝涼，身體易烘熱，也容易便秘或令臉上青春痘增多，體質上多屬熱性。寒性宜溫，熱性宜涼，是一般的通則。不過，

進一步的判斷診察，最好還是請專業醫師來分析判斷，再來對症下藥調整會比較妥當。

▶ 可能警訊

　　一般說來，只要溫度改變後，四肢冰冷的症狀可以立即緩解，就比較不會有其他方面的問題。但是如果一年四季，四肢都呈現冰冷的情形，天冷時候更是像冰棒一樣，就必須考量手腳冰冷是因血液循環系統疾病所引發的，如血栓閉塞性脈管炎、閉塞性動脈硬化症、雷諾氏病、心血管疾病等。

▶ 生活照護

- **注意保暖**，當氣溫降低的時候應穿暖和一點，如穿搭上圍巾、口罩、衛生衣、背心、手套、襪子等，以達到保暖的目的。
- 常利用**熱水泡腳，外加按摩溫經通絡**，促進新陳代謝，使足部至全身的循環得以改善。
- 平時**少喝寒涼的飲品**，以及吃冰。

常見的寒涼性瓜果、蔬菜有哪些？

- **寒涼性的水果**：西瓜、水梨、柚子、葡萄柚、椰子、橘子、香瓜、柿子、番茄、檸檬、蓮霧、鳳梨、桑椹、奇異果。
- **寒涼性的蔬菜**：蓮藕、白木耳、石蓮花、絲瓜、冬瓜、苦瓜、黃瓜、小白菜、大白菜、茄子、茭白筍、竹筍、半天筍、蘆筍、芥菜、荸薺、芹菜、結頭菜、白蘿蔔（菜頭）。

- **持續有恆的運動**，如每天做甩手運動，可幫助血液循環，產生熱能，增強抗寒的本錢。

▶ 如何預防

- 避免食用生冷的食物，如瓜果類、冷飲、冰品。
- 保持規律的運動，以加強身體血液循環，天冷時自然能降低四肢冰冷的機會。
- 可藉由食療來預防。但最好先請有執照的合格中醫師確認體質，才能補得恰到好處，切勿迷信坊間偏方。

健 康 小 提 醒

四肢冰冷	
好發族群	女性，尤其是貧血或身材嬌小的年輕小姐
求診科別	中醫科
易發季節	天冷季節
照護要點	・注意自身保暖 ・多做可促進循環的運動 ・避免食用生冷食物、瓜果與飲料

＊本文原作者為吳俊賢醫師。

抽筋

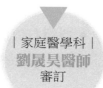

│ 家庭醫學科 │
劉晟昊醫師
審訂

常見症狀

65 歲的陳太太經常發生小腿抽筋的情形。到家醫科求診，經過醫師詳細的檢查，發現陳太太原來是因為長期服用高血壓藥物（nifedipine）所造成的。以門診臨床所見，65 歲以上老年人，有高達一半的人有過腳抽筋的不舒服經驗，尤其是女性比男性多。多數的腳抽筋發生於晚上，患有周邊血管病變及關節炎患者，因循環不良較易有腳抽筋現象。青少年因為骨骼快速成長，導致血中鈣不足，也容易有腳抽筋的現象，其中 16 至 18 歲這個年齡層，最常發生腳抽筋。

▶ 症狀成因

抽筋學名為「肌肉痙攣」（muscle cramp），是指肌肉突然、不自主的強直收縮的現象，會造成肌肉僵硬、疼痛難忍。抽筋一般可分為下列兩種類型：

◆ 夜間抽筋（night cramp）

包括在任何靜態的情況下所發生的抽筋，如睡眠時、靜坐不動時，局部循環不良。此種抽筋常發生的部位為腓腸肌和足部的一些小肌肉。

◆ 中暑性抽筋（heat cramp）

與脫水和體內電解質的平衡失調有關，最常發生在運動員與軍人的身上，尤其是在炎熱的天氣下，可能流汗過度導致體內鹽分消失。典型的中暑性痙攣，是在炎熱的環境下工作 1 至 2 小時後發生，甚至在活動結束後的 18 小時之內，都有可能發生。中暑性痙攣較易發生在手掌、手臂及腿部的大肌肉上。

其他可能發生抽筋的原因，還包括了：

- 周邊血管病變或腳部靜脈曲張。
- 飲食中的礦物質，如鎂、鈣含量不足。
- 流汗過度，導致體內鹽分消失，引起甲狀腺功能過低。
- 尿毒症。
- 低血糖。
- 其他身體疾病，如某些慢性疾病。
- 孕婦發生抽筋的機率也較高。
- 環境溫度突然改變。
- 情緒過度緊張。
- 少數降血壓藥物，如 nifidipine（鈣離子阻斷劑）、thiazide（利尿劑），以及氣喘藥、降血脂等藥物，也可能引起抽筋。
- 運動神經元疾病、脊髓神經根病變或周邊神經病變。
- 職業性肌肉抽筋，因為肌肉持續收縮，導致扭曲與反覆不自主運動，如作家抽筋（writer's cramp）。
- 不明原因。

▶ 診斷治療

對於抽筋的診斷，要靠詳實的病史詢問，與伴隨的相關症狀，才能找出造成抽筋的原因。實驗室檢查可以用抽血檢驗甲狀腺素、血糖、電解質、神經傳導試驗及肌電圖，來做為鑑別診斷的參考。至於在抽筋的處理方法，可分為急性期的處理與治本的處理。急性期的處理，也就是抽筋發生時的處理，有以下注意事項：

- 患者需立刻休息。
- 對抽筋的部位輕輕按摩，並將抽筋部位的肌肉輕輕拉長。拉長肌肉時不可用力過猛，以免拉傷肌肉造成二次傷害。
- 短時間的肌肉抽筋，經過處理後即可回到比賽場，但再次發生的可能性仍很高。
- 若肌肉抽筋的時間很長，則可使用熱敷或冷敷，來減輕疼痛，局部噴灑或擦一些鬆筋止痛的藥水、藥膏，也很有效。
- 若持續性發生抽筋，則需考慮肌肉是否有過度疲勞、脫水；前者必須停止活動，好好休息，後者則需補充水分和電解質。
- 內科問題所造成的抽筋，則需針對背後根本的疾病做治療。

▶ 可能警訊

肌肉強直是感覺神經或是運動神經過度活動所造成，若是不給予妥當處理，將會造成肌肉的傷害。此外，看似

尋常的抽筋，也可能潛伏嚴重疾病，像是甲狀腺疾病、神經根壓迫、周邊神經受傷、癲癇、致命性的呼吸性鹼中毒、中暑、熱痙攣、罕見的肌萎縮性側索硬化。

▶ 生活照護

- 發生夜間腳抽筋時，可把痙攣的小腿肌肉拉直、揉搓，並且把抽筋的腳板往上扳。
- 抽筋過後，應注意小腿肌肉的保暖。
- 平時應多補充含鈣、鎂、鉀的食物，以預防抽筋。
- 運動前可先吃一根香蕉，預防抽筋產生，因為香蕉含有鉀離子，又含有三種醣類，可以迅速補充熱量。

▶ 如何預防

- 在日常飲食中，攝取足夠的礦物質及電解質，如鈣、鎂、鉀、鈉。
- 根據研究，服用維生素 E 及 B 群，可減少抽筋的發作次數，但需進一步臨床試驗確定。

常見含鈣、鎂、鉀的食物有哪些？

含鈣的食物	牛奶、優酪乳、乳酪、豆漿、黃豆、花豆、綠花椰菜、芥藍菜等
含鎂的食物	黃豆、青豌豆、腰果、蘆筍、菠菜、玉米、綠花椰菜、芽甘藍、茄子、馬鈴薯、南瓜、麥麩等
含鉀的食物	香蕉、橘子、馬鈴薯、桃子、李子、酪梨、番茄、鮭魚、鯖魚、黃豆、番薯、菠菜、花生等

- 青春期階段，鈣質相對較缺乏，也較容易引起抽筋，可以多喝牛奶補充鈣質。
- 晚上睡覺容易抽筋的人，在睡覺前，可在易抽筋的部位做伸展運動，並按摩雙腳。
- 睡覺時注意兩小腿的保暖。
- 足板過度下垂（往足底方向垂），有可能會誘發小腿的抽筋；故睡覺時應避免讓足板過度下垂。
- 避免在通風不良或密閉空間做長時間或激烈的運動。
- 運動前、中、後，皆須有足夠的水分和電解質的補充。
- 運動前做充足的熱身運動和伸展操。
- 避免穿太緊或太厚重的衣服從事運動或工作。
- 運動前檢查保護性的貼紮、護套、鞋襪是否太緊。
- 冷天運動後須做適當的保溫，如游泳後應立即將泳衣換起，穿上保暖的衣物。

健 康 小 提 醒

	抽筋
好發族群	運動員、軍人、青少年、作家、甲狀腺或內分泌疾病患者、高血壓患者、孕婦
求診科別	家醫科、新陳代謝科、骨科、復健科、神經內科
易發季節	天冷季節
照護要點	・劇烈運動前要先暖身 ・適時補充水分與鹽分 ・孕婦與青少年要多補充鈣質 ・睡覺時要注意小腿的保暖

＊本文原作者為李彥明醫師。

浮腳筋

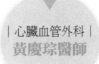

| 心臟血管外科 |
黃慶琮醫師

常見症狀

（案例一）83 歲的吳老先生，年輕時是一名游泳健將。但 30 年前，因兩側下肢布滿密密麻麻、彎彎曲曲、左一條、右一條蚯蚓似的青筋，雖然沒有任何不舒服的症狀，但因為外觀不雅，心生自卑，特別是當他出現在泳池邊時，旁人異樣的眼光，更是令他卻步，從此放棄了他所熱愛的游泳活動。

（案例二）81 歲的劉老太太，最近右下肢容易腫脹、痠痛，到了晚上睡覺時還會抽筋。原先不以為意，然而症狀愈來愈厲害，嚴重影響到她的日常生活，連 30 年來晨起爬山運動的習慣，也被迫中止，心中不免慨嘆不已，直說自己老了、不中用了。

（案例三）50 歲的張女士，兩個多月前因騎摩托車，左腳踝不小心被排氣管燙傷，起初紅腫一片，不料 1 星期後範圍愈來愈大，甚至出現皮膚壞死、潰瘍。雖經多家院所治療，卻不見好轉，傷口仍無法癒合，對生活及工作，都造成極大的困擾。

上述三個病例，經由心臟血管外科門診檢查，診斷為下肢靜脈曲張合併不同程度功能上、症狀上及外觀上的主訴，

治療後個個重獲昔日光采；吳老先生手術後，再度回到闊別 30 年的游泳池畔，再顯身手。劉老太太又恢復了早起爬山的習慣，心中充滿歡喜，不再焦慮。張女士則在手術後 6 週傷口漸漸癒合，重回工作崗位，繼續打拼賣命的職場生涯。

▶ 症狀成因

　　浮腳筋醫學上稱為「靜脈曲張」，會造成下肢痠、脹、腫痛、抽筋，甚至皮膚潰瘍、出血、傷口無法癒合等情形，通常從事需長期站立，或是搬運重物的工作者，如教師、美髮師、外科醫師、護理人員、工廠作業員、餐飲業者及孕婦等，都是高危險群。靜脈曲張的成因常以 CEAP 來表示（Clinical、Etiology、Anatomical、Pathology），臨床上可分為 1 至 6 級不同的症狀表現：

◆ 病因上（Etiology）

　　有「原發性」（primary）及「次發性」（secondary）：

★原發性靜脈曲張

　　大部分的靜脈曲張都屬於原發性，主要是因為長期久站、久坐，或是經常使用腹部需用力的動作，如搬運重物。此外，懷孕時子宮壓迫到靜脈，也會造成下

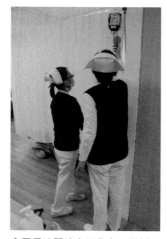

◆需長時間站立工作者，是靜脈曲張的好發族群。

肢淺層靜脈（大小隱靜脈）及穿透枝靜脈瓣膜閉鎖不全，導致靜脈血液逆流、下肢靜脈壓上升、靜脈血管壁擴大，血管因而曲張。而最新的報告顯示，靜脈曲張的形成也和遺傳、體質及體重有關。

★次發性靜脈曲張

次發性靜脈曲張則是因其他因素，如深部靜脈血栓、骨盆腔腫瘤、外傷、淋巴腫等造成，臨床上較為少見。

◆ 解剖位置（Anatomical）

有淺層靜脈，如大小隱靜脈、深層靜脈，或聯通深淺層靜脈的穿透枝靜脈。

◆ 病理機轉（Pathology）

有瓣膜閉鎖不全或阻塞性逆流。

何謂「浮腳筋」？

靜脈曲張，俗稱「浮腳筋」，常見於大小腿內側，狀似蚯蚓的青筋。臨床上常見症狀可分為 6 級：

- **第一級**：蜘蛛狀（＜2mm）或網狀型（2 至 4 mm）。
- **第二級**：主幹型，無症狀。
- **第三級**：主幹型，合併下肢腫脹。
- **第四級**：合併有皮膚病變，如濕疹、色素沉著、脂肪變性、血栓性血管炎等。
- **第五級**：合併有非活動性（non-active）或癒合性潰瘍（healed ulcer）。
- **第六級**：合併有活動性（active）潰瘍。

▶ 疾病診斷

　　靜脈曲張無特定好發的年齡層，男女比例約為 1：4。通常根據 CEAP 不同的症狀、成因，醫師會給予不同的診斷治療。診斷除詳細的病史及臨床的六個分級外，可先藉由「非侵入性血管功能檢查」，再進一步確立或鑑別診斷，如果有必要，醫師也會再安排「侵入式的血管攝影」。

★非侵入性血管功能檢查

- **VRT（Venous Reflux Test）靜脈瓣膜逆流測試**：可測知是否為大小隱靜脈、穿透枝靜脈或深層靜脈功能不全。
- **MVO（Maximum Venous Outflow）最大靜脈血流測試**：可測知是否為深部靜脈阻塞。
- **PVR（Pulse Volume Recording）血管脈動血流量記錄**：評估是否有動脈硬化、狹窄的問題。
- **血管超音波**：測知血管內是否有血栓、粥狀硬化、血管是否彎曲變形。

★侵入式血管攝影

- **Venography 靜脈攝影**：可分辨是否因深部靜脈阻塞，穿透枝功能不全。
- **Arteriography 動脈攝影**：可釐清慢性傷口潰瘍，是屬於動脈性、靜脈性或是神經性；是屬於原發性或是次發性。

▶ 治療方式

　　至於靜脈曲張的治療，根據不同型態及疾病嚴重度，有以下方式：

- **運動：**各種加強小腿肌肉收縮的動作，或是金雞獨立。
- **彈性襪治療：**漸進式塑壓彈性，可改善血液逆流。
- **間歇性壓力幫浦：**一種物理治療，利用不同分段式壓力，由下而上，加強大小腿部肌肉幫浦功能。
- **藥物：**對於急性期血栓性血管炎或潰瘍，可改善其血流及發炎症狀。
- **硬化劑注射：**大部分針對蜘蛛狀、網狀型或初期主幹型靜脈曲張。
- **局部或迷你靜脈切除手術。**
- **傳統隱靜脈剝離切除手術。**
- **新式隱靜脈閉合手術，**即燒灼閉合手術，如雷射、無線電頻熱能、電磁波或微創、內視鏡的迷你傷口靜脈切除手術。

　　不論是傳統或新式手術治療靜脈曲張，約有 95% 的病患可獲得滿意的治療結果。將近百分之百的慢性潰瘍患者，在 2 至 6 週後可完全癒合；但仍有 5% 的病患在半年到 1 年後，有局部小範圍復發的情形。

▶ 可能警訊

　　當下肢靜脈曲張部位突然出現紅腫熱痛時，可能是已合併血栓性血管炎（thrombophlebitis）、急性蜂窩組織炎（acutecellulitis）、深部靜脈血栓（deep vein thrombosis），需積極給予藥物治療，必要時必須以手術治療。此外若下肢出現長久不癒的慢性傷口，或是慢性潰

瘍時，必須積極求診，找出病因對症下藥。

▶ 生活照護

◆ 避免久坐久站

久坐或久站時，需定時運動腿部肌肉，以促進靜脈回流，尤其長期旅行搭乘汽車、火車、飛機時，更不能疏忽，以免造成「經濟艙症候群」或「網咖症候群」。

◆ 將腿部抬高

每天起床前或睡覺時，將腿抬高至高過心臟的位置，

如何選擇一雙適當的彈性襪？

需根據靜脈曲張功能上、症狀上及型態上的嚴重度，選擇預防用或治療用彈性襪。

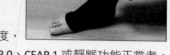

■預防用

· **Class 0**：壓力 8～15 mmHg（特輕度，Light，70～150 Den），用於 CEAP 0、CEAP 1 或靜脈功能正常者。

■治療用

· **Class I**：壓力 16～20mmHg（輕度，Mild，140～200Den），用於下肢輕微腫脹、CEAP 2、CEAP 3、靜脈功能輕度逆流者、硬化劑治療後或懷孕水腫者。

· **Class II**：壓力 20～30mmHg（中度，Moderate，280～340 Den），用於靜脈功能中度逆流、下肢中度腫脹、曲張、CEAP 3、CEAP 4、硬化劑治療後、懷孕出現靜脈曲張或手術後下肢腫脹者。

· **Class III**：壓力 30～40mmHg（強度，Strong，340～560 Den），用於 CEAP 5、CEAP 6、嚴重慢性下肢靜脈功能不全、慢性靜脈血栓症候群（post-thrombotic syn-drome）、嚴重淋巴性水腫等等。

維持膝蓋彎曲，或將腿部墊高，並保持舒適姿勢，如此可促進腿部靜脈循環，減少下肢靜脈壓力。

◆ 保持正常體重

不要讓體重超重，以避免使腿部靜脈負擔增加。

◆ 穿著彈性襪

每日工作或出門活動時，穿著彈性襪約 8 至 10 小時，休息、睡覺時不須穿著。運動時可穿著彈性襪，如散步、跑步、爬山、騎腳踏車、跑步機等；但需注意彈性襪功能是否減弱。

▶ 如何預防

生活照護和預防兩者是一致的。

健 康 小 提 醒

浮腳筋	
好發族群	需長期站立、搬運重物工作者，如教師、美髮師、外科醫師、護理人員、工廠作業員、餐飲服務業者及孕婦
求診科別	心臟血管外科、靜脈曲張特別門診
易發季節	天冷季節
照護要點	・適當適度運動 ・維持正常體重 ・避免久坐久站 ・選擇一雙適用的彈性襪

容易掉頭髮

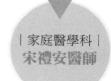

| 家庭醫學科 |
宋禮安醫師

常見症狀

君君從小就遺傳了爸爸濃密的髮質，一頭又長又直的烏黑亮髮，配上媽媽幫她的裝扮，就像個小公主般，讓許多人羨慕不已。升上國中後，君君把長直髮剪到肩膀齊，髮質依然保持得很好。但是今年升上國三後，課業壓力變得很大，使得君君每天不僅睡不飽，精神也很緊繃，而出現調適不良的情況，頭髮竟然出現大小不等的圓形禿，嚇壞了君君和爸媽，趕緊到家醫科門診來就診。經醫師詢問、診斷後，發現她罹患俗稱的「鬼剃頭」。幸好經治療4至5個月後，君君的頭髮已經恢復昔日的茂密烏黑。

▶ 症狀成因

掉頭髮有很多不同的原因，有些只是暫時的，會自行復原，有些則需要找出潛在的原因，加以治療才能恢復，也有些掉頭髮，即使經過治療，效果也不盡理想。總之掉頭髮的原因很多，如：

- **內分泌失調**：甲狀腺功能亢進或低下、副甲狀腺功能低下、腦下垂體功能低下、減肥、男性雄性禿（約發生於25至35歲之間）。
- **藥物**：抗癌藥物、抗凝血藥物、避孕藥物、過量的維生素 A。

- **嚴重的慢性疾病或感染**：紅斑性狼瘡、乾癬、扁平苔癬、頭癬、頭皮細菌性感染、第二期梅毒等。
- **營養不良**：缺鐵性貧血狀態。
- **重大壓力事件**：當遇到重大壓力事件，如生產、懷孕、手術後、考試、親友過世等，會使許多頭髮同時由生長期提早進入休息期，而在2至3個月後，出現重大掉髮。但這種掉髮通常都會自己痊癒。
- **先天性原因**：有些病例自出生就沒有頭髮或頭髮很少，這是因為先天性毛囊發育不良。
- **生理性掉髮**：多數出現在嬰兒出生後數週內，或產婦生產過後3個月時，頭髮突然快速脫落，但會自動恢復正常。

▶ 疾病診斷

除了一般問診之外，醫師會進一步檢查：

- 是否有**皮膚方面疾病**，如脂漏性皮膚炎、髮癬等。
- 是否有**內分泌失調**的狀況，如紅斑性狼瘡、甲狀腺疾病等。
- 是否**精神壓力過大**，或有**遺傳性落髮**（需抽血檢驗）。

▶ 治療方式

待找出掉頭髮的原因後，如果發現是**內科疾病或是感染引起**的，只要治療這些疾病，間接的掉髮也可獲得改善，例如：

◆ 心理治療

主要針對**圓形禿**，因其形成與壓力密切相關，且會影響到免疫功能（由禿髮部位，可看到淋巴細胞浸潤，及攻擊毛囊的情形）。標準治療方式最重要的是心

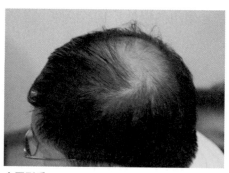
◆圓形禿。

理治療，並使用外用免疫調節劑、類固醇藥膏，或是採用住院 3 天，每天注射 500 毫克高劑量類固醇，再休息 28 天的「脈衝式類固醇療法」。

◆ 口服藥物柔沛 Propecia®（Finasteride 1mg）

口服柔沛適用在**男性雄性禿**上，因為柔沛會抑制男性荷爾蒙，故會影響懷孕婦女，造成胎兒性別錯亂疑慮，故不適用於停經前的婦女。至於女性雄性禿的患者，可塗抹落建生髮水，而**停經後的雄性禿婦女**，則可口服柔沛。

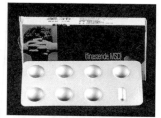

◆ 外用藥物塗抹落建生髮水

落建生髮水（含 Minoxidil 成分）可治療**雄性禿等多種掉髮問題**，分為 2% 及 5% 兩

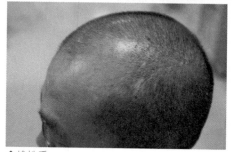
◆雄性禿。

種濃度，男性禿頭建議使用 5% 濃度的落建，至於女性禿頭一般多採用 2% 濃度即可。落建生髮水約對七成的禿頭者有效，1 天 2 毫升，早晚各 1 毫升，1 年後即可有外觀上的改變，而臨床研究，發現病患只要 3 至 6 個月，毛髮即會明顯生長。

◆ 植髮手術

取後腦勺的毛囊進行移植，讓移植後毛囊在禿頭處重新生長。

▶ 可能警訊

一些異常脫髮徵兆須特別注意，例如：

- **頭皮容易出油。**
- **頭皮屑變多。**
- **頭皮易發癢。**
- **頭皮緊繃與頭髮蓬亂**：皮脂分泌不足或過度清潔所致。
- **頭皮發炎現象或頭皮變厚**：按壓會有下陷情形，乃局部淋巴循環不良所致。
- **頭髮根會痛**：因髮根周圍富含神經，特別是雄性禿、圓形禿等。雄性禿主要是因遺傳與旺盛的男性荷爾蒙所致；有這種雄性禿基因的男性，在青春期以後，因為男性荷爾蒙大量分泌，會使得原本頭髮髮質突然變質、變色，以及失去彈性。所以頭髮如果突然從粗硬變軟、變細、變少、變稀疏，且髮線整個往後移，毛囊異常變化、毛囊口凹陷、變黑等，就是雄性禿的徵兆，嚴重時還會

導致大量的毛囊退化而嚴重掉髮。

● **頭皮太硬**：疑似黏多醣物質不足，黏多醣就像玻尿酸，可以促進血管柔軟，幫助生髮。

▶ 生活照護

● 頭髮有異常狀況，應開始進行**護髮行動**，如減少吹、染、燙髮。

● **養成好的清潔習慣**，每 2 至 3 天洗一次頭。

● 洗髮時，切勿以指甲抓洗，**應用指腹按摩推搓**，並選擇適合自己髮質的美髮用品。

● **用寬齒距的梳子梳頭**，避免太過於用力的拉扯頭髮。

● **以溫水洗頭**，洗後盡量少用熱吹風機直吹，以維持頭皮健康。

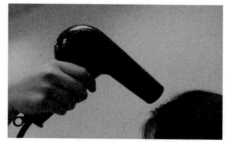

◆ 平時應以溫水洗頭，洗後盡量少用熱吹風機近距離直吹，也要減少染、燙髮。

▶ 如何預防

● **選擇清淡、均衡的飲食**：頭髮主要成分是蛋白質，故飲食上可補充含硫胺基酸豐富的食物，如雞蛋、牛奶、豆類、酵母等，並攝取蔬菜、礦物質鐵、碘、鋅及必需脂肪酸，來補給頭髮養分。

- **盡量不要熬夜**，讓身體得到充分休養。
- 有菸癮者，必須**戒菸**。
- 配合適當的**養生方法**，如晨起或睡前，用指腹在頭部輕度扣擊，尤其在掉髮處，更應加強扣擊次數。也可嘗試**藥物調理**，以解除掉髮危機。

健 康 小 提 醒

容易掉頭髮	
好發族群	壓力、慢性病、雄性禿髮症
求診科別	皮膚科、整形外科、家醫科
易發季節	秋冬季
照護要點	・飲食要清淡、均衡 ・不要熬夜 ・戒菸 ・適度的護髮

青春痘

｜家庭醫學科｜
宋禮安醫師

常見症狀

小蓉是一名21歲的大學生，體型略顯豐腴；從青春期開始，臉部油脂分泌就很旺盛，並開始長出青春痘（註）。她常用手擠，使得臉上遺留下不少坑洞。她平時喜歡吃麻辣和油炸食物，又不喜歡吃蔬菜水果，因此有便秘的情形。上了大學後，生活變得較自由，她便經常熬夜讀書和上網，常常凌晨還不睡覺，更加重了她「滿臉豆花」的情形。

▶ 症狀成因

　　85% 以上的青少年都有過長青春痘的經驗，成年人也可能會出現。青春痘臨床的表現呈現多樣性，可以是白頭粉刺（封閉式）、黑頭粉刺（開放式，因皮脂接觸到空氣時會變黑）、紅色的丘疹、膿皰、結節，甚至是囊腫、膿瘍，而形成疤痕。

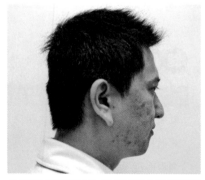

◆ 青春痘留下的疤痕有可能會影響到感情、就業及個人自尊等。

　　青春痘常長在皮脂腺較發達的部位，好發在油性皮

青春痘

就是「痤瘡」，因好發於青春期的青少年，故俗稱「青春痘」，
是一種毛囊皮脂腺發炎的皮膚疾病。若治療不當可能會遺留疤痕，
影響面容美觀，往往使青少年十分苦惱。

膚，臉部是最常發生的部位。國中易生於額頭，高中易生
於面頰，成年人則在下巴、下顎及頸部，其他如前胸、後
背、上臂、頭皮，甚至臀部、耳朵、鼻孔內都可能會長。

　　青春痘的嚴重程度與形態，會因個人體質而有所不
同。某些人只長輕微的粉刺，但有些人卻會滿臉膿包，產
生嚴重的疤痕，可說造成青少年和成人莫大的困擾，甚至
影響到感情、就業及個人自尊等。至於青春痘的產生，會
受到下列各種因素影響：

◆ 性荷爾蒙的變化

　　正常皮膚的皮脂腺，受到雄性激素（女性體內也有）
刺激後，會變得較活躍，而造成皮脂腺分泌過度旺盛。

◆ 毛囊出口（皮脂腺排出管）堵塞

　　皮脂過度的堆積，以及毛孔的不正常角化，都會阻塞
毛孔，進而產生粉刺與毛囊發炎。

◆ 痤瘡桿菌過度繁殖滋生

　　痤瘡桿菌為皮膚上原本正常的細菌，當在皮脂腺中過

度繁殖滋生時，會分泌脂肪分解酵素，能將皮脂分解成游離的脂肪酸。而游離的脂肪酸，會刺激真皮層，引起發炎現象，最後皮脂腺脹大破裂，並刺激真皮層，引起深層發炎感染。

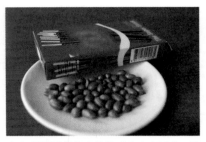

◆ 如果是因某些食物造成青春痘惡化，就應忌口。

◆ 其他因素

- 遺傳。
- 食物，如花生、巧克力、油炸食物，對某些病人有惡化影響。
- 生活習慣，如抓搔、托腮。
- 持續性摩擦，如前額瀏海、安全帽繫帶。
- 情緒因素，如精神緊張、焦慮、壓力、熬夜、睡眠不足、月經前後。
- 紫外線照射。
- 藥物，如口服或外用副腎皮質荷爾蒙。
- 某些化妝品。
- 多氯聯苯中毒。

▶ 診斷治療

　　青春痘主要分布在面頰、後背及前胸皮膚，可見較多紅色丘疹，並伴隨部分膿皰；理學檢查可見臉部易泛油光、毛孔粗大。一般情況，青春痘雖與性荷爾蒙有關，但絕大

多數病人性荷爾蒙分泌常在正常範圍內，所以除非有其他特殊的臨床症狀，通常不必擔心內分泌失調，也不必做無謂的抽血檢查。只需幾個月的內服外敷治療，與日常生活作息調整後，即可維持良好。至於青春痘的治療原則，主要為清除病因，殺滅皮膚致病菌，改善炎症反應，收縮毛孔，促進皮膚快速修復。主要分為外用藥劑和口服藥：

◆ 外用藥劑

對於輕微的病患，只要使用外用藥劑即可。

◆ 口服藥

對於中等嚴重度以上的患者，除了外敷藥劑，還須同時給予口服藥。口服藥的治療視病灶嚴重程度，常需半年以上的治療，且治療期間，須耐心地依醫師指示用藥。

▶ 生活照護

◆ 勤加洗臉

洗掉過多的油脂、保持清潔，避免毛孔阻塞，是治療青春痘的第一步。洗臉時應使用中性溫和的肥皂，或洗面乳與溫水來洗臉，不要使用藥皂、磨砂膏。

◆ 保養要清爽

盡量避免過度使用滋潤的保養品，或覆蓋性的化妝品。

◆ 不要熬夜

注意睡眠充足，生活起居不正常或熬夜，都會使皮脂腺分泌失調，造成青春痘惡化。

◆ 不要亂擠青春痘

手指本身帶有眼睛看不見的細菌，容易引起感染，而且嚴重的感染，會使皮膚痤瘡痊癒後，造成大大小小的瘢痕。

◆ 戒除以下不良習慣

- 沒有經常洗手，手部充滿細菌。
- 習慣用雙手托住兩腮或下巴。
- 前額有瀏海或過長。
- 有做臉的習慣，容易造成皮膚發炎或感染。
- 經常蒸臉與去角質，會造成皮脂分泌失調。
- 喜歡照鏡子，用手指摳青春痘。
- 睡覺時習慣側睡或俯臥。

青春痘的簡易食療法

青春痘的食療，主要以清熱利濕為主，如多喝綠豆薏仁湯（綠豆300 克、薏仁 50 克，加適量冰糖煮成粥，為 3 天的份量）。根據記載，「綠豆」有清熱解毒的功能，「薏仁」則有健脾去濕的效用，兩者加在一起食用，可排除體內累積毒素，進而改善問題皮膚。

▶ 如何預防

- **注意臉部清潔**：至少每天早晚洗臉兩次，保持清潔，避免毛孔阻塞。
- **保持良好的生活作息**：注意睡眠充足，不要熬夜。
- **均衡的飲食**：雖然沒有明確的研究顯示，哪些食物對青春痘有直接影響，但還是建議最好飲食均衡，一些油膩、辛辣、高甜分或高熱量的食物，應盡量避免。
- **多吃蔬菜水果**：有便秘、腸胃問題，會使青春痘惡化，應多吃蔬果，增加纖維來預防。

健 康 小 提 醒

青春痘	
好發族群	青春期的青少年
求診科別	家庭醫學科、皮膚科
易發季節	夏季
照護要點	・ 做好洗臉清潔 ・ 勿亂擠青春痘 ・ 不要熬夜

皮膚癢

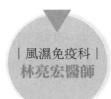

| 風濕免疫科 |
林亮宏醫師

常見症狀

黃小弟弟出生 3 個月大時，就發現屁股有皮膚紅疹，合併些許脫屑的現象，媽媽起初以為是尿布疹，只要勤加更換尿片，並更換不同廠牌的尿片，狀況就能有所改善。情況時好時壞，一直到黃小弟 2、3 歲時，皮膚發癢、長紅疹的部位，雖然有些許轉移的情形，但後來漸漸自行消失，也就沒有再多加注意。最近，黃小弟升上了國中一年級，臉部、頸部、手肘處又出現了皮膚發癢、紅疹的狀況，而且會不斷搔抓。眼看情況持續惡化，黃小弟根本無法專心上課，於是媽媽趕緊帶他到風濕免疫科去求診。醫師耐心聽完賴媽媽的描述，又仔細觀察黃小弟，發現他額頭、臉頰等部位呈現紅色，皮膚顯得很乾燥，且布滿許多抓痕，正是「異位性皮膚炎」的表徵。

▶ 症狀成因

異位性皮膚炎是指一種反覆發生的搔癢性皮膚炎，常與遺傳有關，是嬰兒期及小兒期最常見的皮膚疾患之一，約占小兒人口的 3% 至 5%；60% 的病人會在第一年發病，30% 的病人在 1 至 5 歲間發病。氣喘病童合併有異位性皮膚炎者，約為 20%；而約有一半患有異位性皮膚炎的病人，

會合併氣喘、過敏性鼻炎的
發作。大部分異位性皮膚炎
的病人或其家人，會有氣喘、
過敏性鼻炎、過敏性皮疹發
生，醫學上稱為「異位性體
質」。至於其成因，病理機
轉是個謎，但是可以確認的
部分包括：

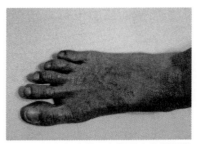

◆ 異位性皮膚炎是嬰兒期及小兒期最常
見的皮膚疾患之一，為一種反覆發生
的搔癢性皮膚炎，常與遺傳有關。

◆ 皮膚角質層防禦功能失常

造成皮膚水分大量喪失，使得各種過敏原及化學物
質，容易穿透皮膚，更加使皮膚產生過敏或發炎反應。

◆ 皮膚脂質變性

異位性皮膚的脂質，在質與量上都大量不足。包括必需
脂肪酸代謝異常，及建構角質層細胞的黏合劑 Ceramide 大
幅減少，使皮膚更脆弱、更乾燥，又會引起某些炎症反應。

◆ 免疫功能的改變

過敏原容易穿透皮膚，引發免疫反應。

▶ 疾病診斷

異位性皮膚炎的診斷條件必須符合下列所敍述三項或
三項以上：
- **皮膚搔癢**。
- **典型的皮膚症狀**，如濕疹樣皮膚炎、苔癬化皮膚炎。

- **典型的皮膚位置**，如嬰幼兒大多在臉部及身體的伸側、成人大多在關節的屈側。
- **慢性持續性或反覆發作性皮膚炎**，一般以超過 6 個月以上為準則。
- **個人或家族成員有異位性體質**，包括氣喘、過敏性鼻炎、乾草熱、異位性皮膚炎等。

▶ 治療方式

至於治療方式，家長必須了解，異位性皮膚炎是一種慢性的皮膚病，其處理過程必須要有耐心，同時配合醫師的治療，直至孩子痊癒不再發作。至於在處理上，大致可分為：

- **疾病惡化時的急性期處理**：急性期大部分需要醫師的處理，甚至住院治療。
- **平時穩定期的注意事項**：慢性期則需要家庭所有成員的配合。

▶ 可能警訊

皮膚炎如果長期治療效果一直都不好，甚至治療後反而惡化，就要考慮可能是癌症病變。

其次，皮膚的慢性潰瘍無法癒合時，則不排除自體免疫血管炎或是癌症，需要做皮膚切片檢查，了解是否有癌細胞。

此外，皮膚發生色素變化或沉澱，如已有黑色斑塊形成，應注意皮膚癌的可能性。還有，皮膚顏色不均勻，需

考慮細菌或黴菌感染，也要刮除皮膚組織，在顯微鏡下做進一步確認。

▶ 生活照護

異位性皮膚炎的皮膚由於經常搔抓出傷口，所以易受到細菌或病毒（如單純疱疹等）的感染，相對的這些感染，也會加重異位性皮膚炎的病情，故須小心照護。

▶ 如何預防

- 避免皮膚刺激物，如剪短指甲，降低搔癢的抓痕。
- 避免過度沐浴，少用肥皂及清潔劑，如此可避免皮膚更乾燥。
- 夏天要有涼爽的環境，以不流汗為原則，可讓幼童處於空調環境中較舒適。
- 夏季運動，以游泳為最佳。
- 室內不養貓、狗、鳥等寵物，以減少來自動物皮屑、毛髮、排泄物等過敏原。
- 室內不鋪地毯、草蓆、榻榻米。
- 不玩絨毛玩具。
- 以百葉窗代替厚重窗簾布。
- 盡量少用香水、芳香劑、蚊香、樟腦丸、殺蟲劑等具有刺激氣味的物質。
- 不須特別限制飲食，只有在非常嚴重，一般治療無法控制病情，或病人皮疹的發作與食物有非常明顯的關聯下，才需要飲食控制；但一些較常引起過敏的食物，如

牛奶、蛋、魚、小麥、花生、大豆等，可嘗試避免食用數週，直至病情改善。

● 使用除濕機，保持室內濕度在 50% 至 65% 間。

● 使用空氣清淨機，並定期更換濾網，以減少黴菌生長。

● 放鬆心情，因為情緒與壓力，也是影響搔癢感的一大因素。

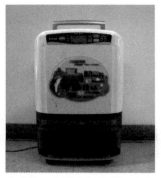

◆ 室內可以使用除濕機、空氣清淨機，幫助保持適當濕度，以減少黴菌生長

健 康 小 提 醒

皮膚癢	
好發族群	5 歲以下幼兒、已有過敏性鼻炎或氣喘體質者
求診科別	風濕免疫科
易發季節	季節變換，氣溫劇烈變化的時節
照護要點	・避免皮膚刺激物 ・注意居家環境，保持涼爽舒適 ・避免環境中的過敏原 ・氣溫變化時要留意濕度變化 ・保持心情愉快

臉部黑痣及凸起

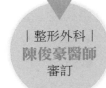

| 整形外科 |
陳俊豪醫師
審訂

常見症狀

65 歲的張太太，臉上的痣在這 5 年內多了許多，有些長得很快，甚至有凸起的情形，很擔心是否有惡性變化，於是在子女的陪伴下，來到門診檢查。醫師仔細觀察張太太的臉，痣有大有小，有些痣的顏色並不均勻，邊界還算明顯，其中有 1 至 2 顆有潰瘍的情形，此外，也發現張太太的手上，有些像肉芽組織凸起的東西，分布在指尖，甚至連臉上也有一些類似的病兆。

▶ 症狀成因

◆ 痣

黑色素痣主要是因為皮膚內有痣細胞增生，並且產生黑色素所致，存在皮膚的層面，可能在真皮層，或是真皮層與表皮層的交界處。當黑色素發生變異時，即可能產生惡性病變，病灶侷限在基底細胞層的癌症，稱為「基底細胞癌」，另外還有「鱗狀細胞癌」及「黑色素癌」兩類。

◆ 疣

疣的成因主要是皮膚受到輕微的創傷，造成病毒進入皮膚細胞，繼而感染和刺激細胞分裂而成的；一般因手腳外露，容易接觸其他人使用過的物件，如公共場合的拖鞋等，所以疣常出現在手指、腳趾、手掌、腳掌之間。疣具

有傳染性，是經過長時間及重複接觸而染上，尤其是：

- 手腳有輕微而不自知的破損時。
- 使用共用的鞋襪。
- 重複接觸到受感染者的患處。

所以手指跟腳掌的疣，都是傳染其他位置的媒介。此外，傳染也可以是自體，不難發現在手指與隔鄰手指的對面位置，兩方都出現疣，這是因重複接觸另一方的疣，使對面的位置也同受感染。

▶ 疾病診斷

◆ 外用化學藥物

是一些帶有酸性的化學藥物，如水楊酸，可將厚繭融化。此外，藥物中的足葉草根（podophyllum），本身也含有水楊酸，可用來抗止病毒分裂。因為疣是由厚厚的硬皮包圍，水楊酸可將硬皮融化，使主要藥物進入核心範圍。外用藥物通常需要使用 1 星期至 10 天才有效。

◆ 外科方法

包括冷凍方法，以液體氮或液體二氧化碳，讓受疣病毒感染的細胞冰化後，急速受暖至室溫，這些細胞會被破壞，而疣及厚繭約 1 星期後便會脫落。此方法可能需要數星期，並重複使用。

◆ 藥物燒灼術

就是俗稱的「點痣」，是利用三氯醋酸的腐蝕能力，溶解局部的皮膚，達到痣斑破壞的目的，適用於一般較淺

薄的痣塊或是斑塊。但如果民眾是因為癌病變的顧慮而想要除痣，就不適合採取此一步驟。另外，坊間一般點痣所使用的藥液，多為腐蝕性強鹼，與醫師所使用的腐蝕性酸是不同的。

★酸液

對皮膚的腐蝕作用是經過凝結破壞程序，作用的強度可以預期，不會造成過度腐蝕現象。

★鹼液

作用基礎是液化溶解，結果可能造成過度腐蝕情形。這也就是為什麼民眾到坊間的相命攤位點痣後，常常會留下疤痕的緣故。

◆ 電燒除痣術

利用電流產生熱量燒灼皮膚的原理，對痣斑組織產生破壞。優點是簡單、方便且健保給付；缺點是疼痛感較大，需要局部麻醉。

◆ 液態氮除痣術

和電燒除痣術有一些類似，只是改為利用液態氮的極低溫，對痣斑組織產生凍傷性破壞。此法不能保證完全去除痣斑的所有組織。另外，也有明顯術後反黑的現象。

◆ 雷射除痣術

利用雷射機器所產生的高熱光線，或是特殊波長性光線，對痣斑組織產生燒灼性，或是選擇性破壞，其破壞力中等，通常不會留下疤痕。優點是快速、準確且方便；缺點是需要自付費用且較為昂貴。

◆ 手術切除痣術

這是唯一一種可以保證去除痣斑所有組織的措施。優點是確實可以切除所有組織，而且事後的病理檢驗結果，更可以確認組織良性或惡性狀態；缺點是會留下些許的手術疤痕，另外也需要照顧傷口與術後拆線。手術的疤痕可以在手術後 1 至 2 月間，以雷射磨皮方式加以淡化。上述這些方法，除了手術切除痣斑之外，其餘皆不能保證完全去除痣斑的所有組織，因此也不能保證避免皮膚癌生成。

▶ 可能警訊

平時要留意痣或疣的變化，並請醫師檢查，以排除皮膚惡性腫瘤的發生，像是：

- **是否有不對稱或者是邊界模糊。**
- **有沒有顏色上的改變**，如變紅、變不紅。
- **痣的尺寸大小**是不是有變化與逐漸隆起或變大。
- **痣是否變得會癢、會痛。**

只要發現上述任何一種變化，就應該趕快請醫師仔細看一看，以排除皮膚癌的疑慮。雖然對於亞洲人來說，黑色素皮膚癌的機率並不很高，一般黑痣不是太大風險；然而位於摩擦區的痣塊，像是嘴唇（吃飯）、腋下、手心、陰部、腹股溝與腳底部位，因為摩擦導致局部發炎的可能上升，因此建議提早開刀移除。其中手心與腳底的部位，特別稱為「肢端型黑色素痣」，目前相信可能是亞洲人的黑色素癌主角。

▶ 生活照護

- **減少共用鞋襪的機會**，保持手掌、腳掌的乾爽及清潔，以減低感染疣的機會。
- **做好防曬**，避免大量曝曬太陽以增加痣轉變成惡性腫瘤的機會。

▶ 如何預防

- 發現任何痣或斑，表面積超過 1 平方公分（1 cm ×1 cm）的大小，強烈建議應採取手術方式移除，以預防病變產生。但如果該痣或斑出現在小朋友的身上，建議 8 至 10 歲再切除；因為必須考量術中配合度與術後傷口照顧能力。切除方式可一次切除，也可分段切除；後者可以減少局部組織因為一次廣泛切除，造成拉扯變形。
- 可以試著使用數位相機，每 3 至 6 個月，局部照相比對一下痣或疣的變化。

健 康 小 提 醒

臉部黑痣及凸起	
好發族群	無
求診科別	整形外科
易發季節	無
照護要點	・減少共用鞋襪的機會 ・保持手掌、腳掌的乾爽及清潔 ・開刀後傷口護理要留心 ・平時應確實做好防曬

＊本文原作者為黃裕智醫師。

黃皮膚、黃眼睛

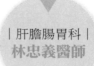

| 肝膽腸胃科 |
林忠義醫師

常見症狀

（案例一）年近 30 歲的陳小姐，在媒體上看到多喝蔬果汁有美容養顏的功效，注重養生的她，平時就奉行「藥補不如食補」的理念，於是每天就近在果汁攤位買 1 至 2 杯紅蘿蔔汁。連續喝了 1 個月，想不到皮膚不但沒有變白，反而開始泛黃，嚇了她一大跳，親朋好友都勸她快去就醫。

（案例二）35 歲的李先生同樣有膚色變黃的症狀，而且是在短期幾天內快速變化。醫師翻開他的眼皮一看，發現連眼睛都變黃色，顯示情形並不單純，必須再做進一步檢查。

▶ 症狀成因

正常人會由肝臟吸收血液中的膽紅素，加以處理，然後排泄於膽汁中。但是當紅血球破壞太多，產生大量膽紅素，肝功能不良或膽汁的排出不順暢時，血液中就會堆積太多膽紅素，因而造成黃皮膚、黃眼睛，即我們俗稱

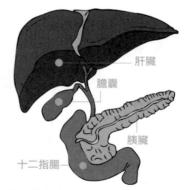

◆ 當紅血球破壞太多，產生大量膽紅素，肝功能不良或膽汁的排出不順暢時，血液中就會堆積太多膽紅素，因而造成黃皮膚、黃眼睛，即我們俗稱的「黃疸」。

肝臟

膽囊

胰臟

十二指腸

的「黃疸」（註）。但東方人的皮膚本來就是略帶黃色，如果只是輕微黃疸，皮膚外觀較難發現，因此醫師通常會查看眼白的部分（鞏膜），來加以判別。

黃疸的病因大致可分為三大類：

◆ 肝前性

血液疾病、自體免疫疾病等。

◆ 肝後性

膽管結石、膽管狹窄、膽管腫瘤，或胰臟頭部的腫瘤等。

◆ 肝病

病毒性肝炎、酒精性肝炎及先天性肝臟代謝疾病等。

> **（註）黃疸**
>
> 當人體紅血球遭破壞，產生膽紅素，而這種黃色色素沉澱在皮膚或眼睛，就會造成皮膚黃、眼睛黃，俗稱「黃疸」。通常當血液中的膽紅素超過正常值的三倍以上時，就會出現黃疸的現象。

此外，臨床上，在門診時常碰到的是「胡蘿蔔素生理性黃疸」，是由於吃了大量紅蘿蔔、南瓜、木瓜及芒果後所產生。一般都會自行緩解，不須任何處理。

▶ 診斷治療

◆ 血液、血清生化

對於疑及溶血性的病人應常規測定紅血球、血球比容、血紅素網狀紅血球及尿液尿膽素原；另外可檢查直接膽黃素、間接膽黃素、鹼性磷酸酶、丙膚胺酸轉移酶 γ-GT、GOT、GPT 等。

◆ 影像學檢查

★超音波檢查

簡單方便，且是非侵襲的檢查方式，但易受腸氣干擾。

★腹部電腦斷層、核磁共振造影

是比較昂貴但準確的檢查，且較不受患者肥胖體型及腸氣干擾。

★皮穿肝膽管攝影、逆行性膽管攝影

屬於侵入性檢查，優點是可以將黃疸做引流治療及獲得組織切片，做最正確的診斷。

◆ 肝臟組織切片檢查

有些疾病需要靠切片來做診斷、評估疾病嚴重程度，以及預後評估。

▶ 可能警訊

- 不正常的上腹部腫塊。
- 皮膚蜘蛛痣。
- 手掌邊緣變紅，就是俗稱的「朱砂掌」。
- 排泄物大便變白、灰色。
- 茶色尿液。

▶ 生活照護

- 不要暴飲暴食，以及避免油膩食物。
- 生活作息要正常。

- 不要熬夜與喝酒。
- 保持心情愉快。
- 適當的運動。
- 平時應多注意身體變化，如痣、手掌與排泄物的變化。

▶ 如何預防

- 預防酒精性肝病所引發的黃皮膚、黃眼睛，應戒酒。
- 預防病毒性肝病，應從飲食著手，養成良好的飲食衛生，注意不共用餐具。
- 在落後地區旅遊尤其要小心餐飲衛生，以免從餐飲中感染到肝炎。
- 不隨便穿耳洞、刺青，不與人共用針頭。

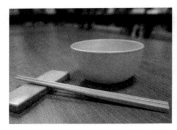

◆ 用餐時，自備碗筷，衛生、健康又環保。

健 康 小 提 醒

黃皮膚、黃眼睛	
好發族群	不分年齡、性別
求診科別	腸胃內科
易發季節	無
照護要點	・飲食宜節制 ・生活作息要正常 ・不要熬夜與喝酒 ・保持心情愉快 ・適當的運動 ・平時多注意身體變化，如痣、手掌與排泄物的變化

不可忽視的全身症狀

體重異常減輕

常見症狀

40 出頭的陳先生，原本胖胖的體型，於短短時間內突然減輕了近 10 公斤，在太太堅持下到醫院檢查。抽血發現空腹血糖 160 mg / dl（正常空腹值 < 100 mg / dl），後 2 小時 250 mg /dl（正常值 < 200），比起標準值高出許多，極有可能是糖尿病。於是醫師要求他過幾天再驗一次血糖，如果也同樣超過數值標準，就符合糖尿病的診斷。

醫師詢問他有沒有糖尿病「多吃、多喝、多尿」的典型症狀。陳先生回答：「我以為是夏天天氣熱，口渴喝多才尿多，還拼命喝椰子水、運動飲料。不過，最近 2、3 個月來，晚上小便次數的確較多，尿量也都不少，又較容易疲倦。加上工作忙碌，容易肚子餓，每次在下一餐之前，常常餓到頭昏眼花、手發抖，整個人快要冒冷汗，我還以為是低血糖。」

醫師接著問：「家族有沒有其他人罹患糖尿病？」陳先生：「我母親 70 多歲生病住進加護病房才發現糖尿病，又不是先天的，我怎會有糖尿病呢？」

▶ 症狀成因

第二型糖尿病，即所謂的「成人型」糖尿病。雖然不

是一出生就發病，卻與「遺傳體質」有相當程度的關聯，同樣的體質有人發病早，有人發病晚。如有肥胖、情緒壓力、懷孕、藥物及營養失調，都會促使糖尿病提早發病。

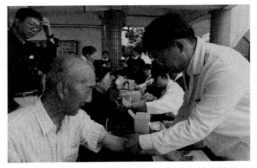

◆ 許多人有前期糖尿病而不自知，是在健康檢查，或例行抽血檢查時意外發現。

近來各國第二型糖尿病的發病年齡逐年下降，許多肥胖的青少年，甚至發現糖尿病時，已經產生慢性併發症，顯示其血糖高已有許多年，只是從未被發現。因此，自己若是糖尿病高危險群，應該盡早開始預防，才不會年紀輕輕就發病。

糖尿病的症狀大致有：

- 尿中含有糖分。
- 容易口渴、頻尿、夜尿，每天尿量 2 公升以上（正常人每天 1.5 至 2 公升）。
- 容易疲勞，全身睏倦。
- 容易飢餓，食量大增。
- 性欲減退，月經異常。
- 皮膚發癢，易發疹或皮膚皺摺處紅、癢。
- 白帶增多、異味、外陰部感染。
- 血糖增加。

由於早期糖尿病症狀並不明顯，許多人一直等到傷口癒合不良、外陰部感染治療無效，或性功能減退，求醫後才發現原來自己罹患糖尿病，因而產生眼睛、神經、腎臟等慢性併發症。故不管有無症狀，只要屬於糖尿病高危險群，平日都應做好定期血糖篩檢，以便早期發現、早期預防。

▶ 診斷治療

一般糖尿病的診斷檢查為：

- 空腹 8 小時抽血檢查血糖，正常應小於 100 mg / dl。
- 不同日期測得空腹血糖，大於或等於 126 mg / dl。
- 二次以上血糖檢查異常，即可診斷為糖尿病。
- 或有上述典型糖尿病症狀，測得飯後血糖大於 200 mg / dl，也可診斷為糖尿病。

前期糖尿病（prediabetes）定義為介於正常與糖尿病中間的一個過渡時期，包括「空腹血糖異常」，以及「葡萄糖耐受不良」。

若空腹血糖介於 100 至 125 mg / dl，則定義為「空腹血糖異常」。而許多人是在健康檢查，或例行抽血檢查意外發現的，發現空腹血糖異常的患者，建議接受進一步「75公克葡萄糖耐受檢查」及檢驗「糖化血色素」（HbA1c），以確認其是否已有糖尿病。

75 公克葡萄糖耐受檢查確認步驟：

- 喝完該檢查用 75 公克葡萄糖水後 2 小時，血糖大於或等於 200 mg / dl。
- 葡萄糖耐受不良，血糖介於 140 至 199 mg / dl。

▶ 可能警訊

- 多吃、多喝、多尿、體重減輕等典型症狀。
- 晚上小便次數、尿量變得較多。
- 較容易疲倦。
- 容易有飢餓感，吃過也沒飽足感，但是飽餐一頓，1 至 2 小時後，可能會昏昏欲睡，甚至頭暈。
- 吃過甜食的下一餐之前，常常餓到頭昏眼花、手發抖，整個人快要冒冷汗，像是低血糖症狀。

▶ 生活照護

對於糖尿病患者，醫師通常會要求：

- 先與營養師和糖尿病衛教師一同討論，共同找出問題。
- 學會用飲食控制（包括：六大食物代換、卡路里設計與計算），體重控制與使用血糖機自我監測血糖。
- 保持規律的運動，把體重、血壓控制在理想範圍內。
- 定期檢驗血糖、糖化血色素、腎功能及血脂肪，每年眼底視網模檢查，末梢神經病變、周邊血管病變篩檢。

如果屆時仍無法控制好血糖及糖化血色素，再開始用藥物治療。

▶ 如何預防

　　現代人因為飲食不適當及缺乏運動習慣，加上肥胖及遺傳因素，幾乎人人都是糖尿病候選人。因此從幼童起就要養成良好生活習慣，才能逃過糖尿病這個「百病之母」。

◆ 無症狀成人糖尿病高危險群

　　身體質量指數 $\geq$ 24 kg/m^2，且具有以下一個以上危險因子：

- 缺乏運動。
- 近親患有糖尿病。
- 高危險群的族群（如亞裔美國人）。
- 曾有妊娠糖尿病。
- 高血壓（$\geq$ 140/90 mmHg）或正接受高血壓治療。
- 高密度膽固醇（HDL）< 35 mg/dl 和／或三酸甘油脂（TG）$\geq$ 250 mg/dl。

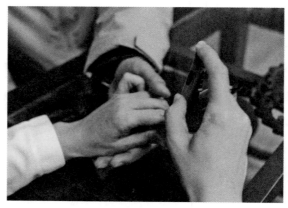

◆糖尿病患者應定期檢驗血糖及糖化血色素。

- 多囊性卵巢症候群之婦女。
- 曾有空腹血糖 ≧ 100 mg/d，或糖化血色素（HbA1c）≧ 5.7 者。
- 臨床上有胰島素阻抗（如：黑色棘皮症）。
- 曾患心血管疾病。

健 康 小 提 醒

體重異常減輕	
好發族群	有糖尿病家族史或體重過重者
求診科別	新陳代謝及內分泌科
易發季節	無
照護要點	‧學會用飲食控制體重與血糖 ‧保持規律的運動，把體重控制在理想範圍內 ‧定期檢驗血糖及糖化血色素

體重異常增加

新陳代謝及
內分泌科
黃怡瓔醫師

常見症狀

年近 30 的陳小姐最近很煩惱體重不斷增加，由於平日工作非常忙碌，常常沒時間吃午餐，又為了健康與身材著想，也不敢亂吃東西，連晚餐都以清淡為主，可是不知為何，體重卻還是直線上升。

同公司的王小姐，也由於每天趕打卡，早餐多半買簡單的三明治、飯糰、豆漿，偶爾買份鐵板麵解決；中午公司提供便當，晚上則回家自己煮飯吃。不料步入中年後，體重卻每個月會增加 1 至 2 公斤，甚至常有臉浮腫、下肢腫脹的現象。朋友提醒她可能內分泌有問題，叫她趕快去就醫。兩位患者在經過醫師檢查後，確定不是甲狀腺、腎上腺、卵巢等內分泌失調而導致的肥胖。因此請患者詳細記錄飲食及生活作息，與醫師、營養師討論後，找出體重增加的原因，並尋求解決方法。

▶ 症狀成因

目前，全世界除了糧食缺乏地區以外，所有國家都面臨著體重增加或肥胖問題，近年來有逐漸增加的趨勢，而且發病的年齡層也不斷下降。造成肥胖的元兇，可將其歸納為：

◆ 可能的疾病因素

★內分泌疾病

如甲狀腺功能低下症，造成新陳代謝速度變慢而體重增加。

★腎上腺皮質素過高

即所謂庫欣氏症候群（Cushing's syndrome）。

★多囊性卵巢或代謝症候群

造成胰島素阻抗性，也會促進體重增加。

★引起水腫的疾病

如心臟衰竭、腎病症候群，也會讓體重急速上升。

◆ 其他因素

如果不是上述疾病，且平常食量都有節制，體重仍不斷上升，則應考慮有無下列原因：

★脂肪堆積

意即能量囤積大過於身體的消耗量。因此多吃、少動，是最主要的肥胖原因。

★常吃外食

不知不覺中攝取高油脂、高熱量食物，如小吃攤的炒麵、炒飯、臭豆腐、麵線糊等，甚至麵包、餅乾等，份量雖不多，熱量卻很高。

★喜歡吃零食

許多人可能忙得沒時間吃三餐，正餐時吃得也不多，

甚至有一餐沒一餐的，體重卻仍然有增無減。詳究之下會發現，其經常隨手塞些零食、點心、含糖飲料來充飢，而這些東西的卡路里算起來可不輸吃飯配菜。

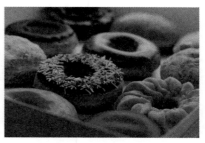

◆ 正餐吃得少，甚至不吃，體重卻仍然不斷增加，通常是因為吃了太多零食。

★不清楚食物卡路里

有些人雖然選擇清淡食物吃，卻誤認某些食物為低卡路里、有益健康，進而大量攝取。如把豆漿、牛奶當白開水喝，甚至有人認為餅乾、吐司是不含卡路里的，或效法金氏減肥法，少吃澱粉卻大量吃肉、魚。

★鹽分攝取過高

常吃含鹽分過高的食物，如辣椒醬、沙茶醬、罐頭、醃製食物、火腿、洋芋片等，會造成水分滯留體內，即使不吃東西光喝水，都可能在短時間內增重 2 至 3 公斤。

▶ 診斷治療

通常根據病患症狀及外觀，會做內分泌功能檢查，並評估是否為代謝症候群高危險群。若非上述疾病且平常食量皆有節制，但體重仍不斷上升，應考慮有無下列原因：外食、高油脂、高熱量食物；或誤以為長期大量吃的是不含卡路里的食物；或重口味常吃含鹽分過高食物，造成水分滯留體內。諸如此類原因引起體重增加，只能勤做詳實飲食記錄，共同與醫師及營養師討論，才可能找出癥結所在。

▶ 可能警訊

肥胖患者不僅腰圍會逐漸變粗、走路較喘，腹部也常悶脹，常在傍晚以後下肢就腫脹，讓自己備覺辛苦。還可能造成許多慢性疾病的產生：

- 當過多的腹部脂肪堆積時，會造成胰島素阻抗性及慢性發炎，最後導致第二型糖尿病及心血管疾病發生。
- 相關的血脂異常、高血壓、骨關節炎、膽囊疾病及睡眠呼吸中止症候群，也會顯著增加。
- 肥胖也可能與某些癌症有關，如子宮內膜癌、乳癌、攝護腺癌、大腸癌等，皆有較高發病率。
- 晚上睡覺時因肥胖導致呼吸道狹窄，常張口呼吸或打呼，因此容易在半夜或清晨口乾或口苦。也可能因睡眠呼吸終止症候群，而導致睡眠品質不佳，第二天醒來精神不濟。還因為鹽分、水分堆積，導致眼皮浮腫、臉也較腫。

▶ 生活照護

- 平時多運動，多吃蔬菜水果。
- 飲食宜清淡，避免高油、高糖、高鹽。
- 將自己每天的飲食情形記錄下來，與營養師討論。
- 盡量推掉不必要的聚餐，若非吃不可，請醫師評估身體狀況開立處方改善，如避免油脂或澱粉吸收的藥物。
- 身邊盡量少放香酥脆的餅乾、零食。若肚子餓時，盡量吃事先準備好的家中帶來的便當，或計算好卡路里固定量的點心，而不是一口接一口的小零嘴。

● 吃外送的便當，飯可先拿小碗盛起來，只吃半碗的量，菜也都用熱開水過水後，去除油和鹽分再吃。

● 不要以不浪費、要惜福為藉口，而掃光餐桌上的剩菜，這樣反而容易造成熱量攝取過高，傷害了自己的健康。

▶ 如何預防

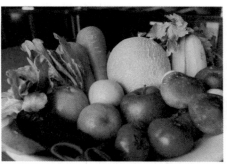

● 學習食物正確烹調方式。

● 學習計算卡路里。

● 平日盡量減少外食及聚餐的機會。

● 避免買零食甜點。

◆ 多吃各色蔬果，有益健康，但要選擇糖分低的。

● 適度的運動。

健 康 小 提 醒

體重異常增加	
好發族群	無特定族群
求診科別	新陳代謝及內分泌科
易發季節	一年四季都有可能
照護要點	・了解食物烹調方式 ・學習計算卡路里 ・平日盡量減少外食及聚餐的機會 ・避免買零食甜點 ・適度的運動

全身浮腫

新陳代謝及
內分泌科
黃怡璎醫師

常見症狀

蘇小姐 2 年前開始一直掉頭髮，頭髮也變得稀疏、乾燥，且全身肥胖浮腫，無精打采，胃口不好又容易便秘，健康檢查時僅知道肝功能異常，卻查不出什麼原因造成。後來經過醫師仔細詢問，發現蘇小姐還有怕冷、嗜睡、易疲倦、易喘、便秘、變胖及月經異常等情形。於是問她：「過去是否曾有甲狀腺（註）疾病、接受過甲狀腺開刀或放射性碘治療？」蘇小姐回想後，說：「年輕時因甲狀腺亢進曾開過刀。」接著醫師為蘇小姐做甲狀腺觸診，然後安排甲狀腺血清抽血檢驗，結果確認了蘇小姐是「甲狀腺機能低下」。

▶ 症狀成因

甲狀腺疾病在台灣很普遍，1967 年以前，常見原因為「缺碘地區性甲狀腺腫」，於食鹽加碘後，該病已減少。但其他原因引起的甲狀腺疾病仍相當多，像是：

- **依功能性：**可區分為甲狀腺亢進症，以及甲狀腺功能低下症。
- **依良性、惡性：**可分為良性結節性甲狀腺腫，以及惡性甲狀腺腫瘤。

（註）甲狀腺

甲狀腺位於脖子正下方，呈盾牌狀，位置相當於打領帶蝴蝶結的位置，功用為製造「甲狀腺荷爾蒙」。甲狀腺荷爾蒙的作用，主要影響全身細胞新陳代謝的速率，並且促進氧氣消耗速率及產生熱能。

甲狀腺荷爾蒙對不同年齡層有不同的影響：

- **幼兒時期**：分泌不足會影響身高，也會影響腦細胞發育，造成呆小症。
- **青少年時期**：會影響骨骼發育，以及生殖構造的成熟。
- **老年時期**：若有甲狀腺疾病，也可能以失智來表現。

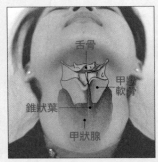

◆ 甲狀腺的功用為製造「甲狀腺荷爾蒙」，主要影響全身細胞新陳代謝的速率，並且促進氧氣消耗速率及產生熱能。

- **依病因**：可將甲狀腺炎又分為急性化膿性甲狀腺炎、亞急性甲狀腺炎及慢性甲狀腺炎。

▶ 診斷治療

醫師會先依病人所主訴的病情，做以下檢驗：

◆ 抽血

血液檢查中，「甲狀腺荷爾蒙」可以區分甲狀腺功能正常與否；「甲狀腺抗體」可區別是否因自體免疫疾病所引起。

◆ 超音波檢查

形態學上的變化則需靠超音波檢查，但是超音波檢查僅能由形態上了解該甲狀腺大小、回音度、有無結節、結節是囊腫或實心。

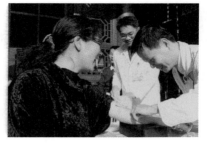

◆抽血檢查。

◆ 細針抽吸

良性結節性甲狀腺腫與惡性甲狀腺腫瘤，則需靠細針抽吸進行細胞學檢查。若為惡性腫瘤，須轉至甲狀腺外科手術治療。

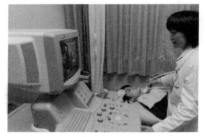

◆甲狀腺超音波檢查圖。

▶ 可能警訊

如果發現有怕冷、嗜睡、易疲倦、易喘、便秘、月經異常、經血變多、頭

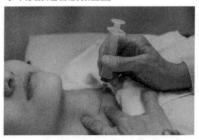

◆細針抽吸細胞學檢查。

髮稀疏粗糙、聲音沙啞、記憶力變差、心跳慢、臉與眼眶腫、皮膚乾燥以及體重稍微增加等症狀，多為非特異性且逐漸發生。因此若懷疑有甲狀腺低下症，尤其曾有甲狀腺過去病史或曾開過刀、接受放射性碘治療，以及甲狀腺家族史的患者，都應抽血檢查。

▶ 生活照護

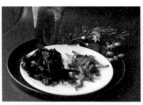

- **避免攝取海帶、海苔等海產食物**：由於目前市面上販售的食鹽皆已加碘，因此罹患各種甲狀腺疾病的患者，反而應避免攝取海帶、海苔等海產食物。

◆ 甲狀腺疾病患者，應避免攝取海帶、海苔等海產食物。

- **盡量避免飲用地下水**：以免水中腐殖質導致甲狀腺腫大。
- **避免抽菸**：以免香菸中致腫物，導致甲狀腺腫大。

▶ 如何預防

- 少喝咖啡、濃茶及酒。
- 少吃辣椒、醬類、醃製等刺激或高鹽分食物。
- 不要熬夜。
- 情緒不要太過緊張。
- 要多運動。
- 多吃蔬菜水果。

健 康 小 提 醒

	全身浮腫
好發族群	曾有甲狀腺過去病史、曾開過刀、接受放射性碘治療、有甲狀腺家族史的患者
求診科別	新陳代謝及內分泌科
易發季節	無
照護要點	・定期追蹤篩檢 ・盡量避免飲用地下水 ・避免過量攝取海帶、海苔等海產類食物並少吃油膩食物 ・避免抽菸

骨質疏鬆

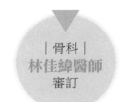

|骨科|
林佳緯醫師
審訂

常見症狀

75歲的賴婆婆平時喜歡和朋友一起聚會,也常參加老人會舉辦的活動,白天也有走路運動的習慣。但有一天,她下樓梯時掉了皮包,想彎腰去撿,卻重心不平衡摔了一跤,這一跌實在不輕,滾了好幾個階梯,結果造成股骨頸骨折,只好到骨科求診。經過開刀與復健的治療,最近才漸漸能活動。

▶ 症狀成因

骨質疏鬆症常見的症狀,包括:

- 疼痛。
- 腰痠背痛。
- 骨折。
- 脊椎或關節變形。
- 身高變矮及駝背(俗稱「老倒縮」)。

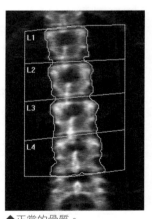

◆正常的骨質。

骨質疏鬆症的成因,可分為原發性與繼發性兩種:

◆ 原發性骨質疏鬆症

- **停經後骨質疏鬆症**:常發生在停經後15年內,主要由

於海綿骨的流失，而造成脊椎壓迫性骨折、遠端橈骨骨折、股骨轉子間骨折等。女性發生率為男性的六倍。

● **老年骨質疏鬆症**：常發生於 70 歲以上的老人，主要是緻密骨和海綿骨的流失，造成多節脊椎壓迫性骨折、股骨頸骨折、肱骨及脛骨骨折等。

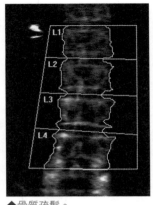

◆骨質疏鬆。

造成老年人口骨質疏鬆症的主要危險因子，包括高齡、女性、白種人或亞洲人、家族中有骨質疏鬆症病史、體型纖瘦、長期缺乏性荷爾蒙、維生素 D 缺乏、負重運動不足以及使用類固醇。老年骨質疏鬆症，女性發生率比男性高兩倍。

◆ 繼發性骨質疏鬆症

因某些疾病、長期服用某種藥物或不良生活習慣，造成體鈣負平衡而引起。這類骨質疏鬆症，較常見於青壯年族群；一般來說，女性 25 歲以後，骨密度便會逐漸下降。

▶ 疾病診斷

● 超音波檢查。
● X 光檢查及其測量。
● 單光子骨質密度測定。

- 雙光子骨質密度測定。
- 雙能量式 X 光骨質密度檢查。
- 定量式電腦斷層掃描。

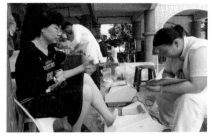

◆測量骨質的密度。

▶ 治療方式

臨床上常見的藥物治療則有：

- 鈣製劑。
- 維他命 D：能在小腸部分，促進對鈣質的吸收。
- 抑鈣素（calcitonin）：抑制破骨細胞，使骨質流失的速度減緩。
- 選擇性雌性素（Estrogen）接受體調節藥物：能抑制破骨細胞，使骨質流失的速度減緩。
- 副甲狀腺素（Teriperatide）：具刺激造骨細胞，可促進骨骼的造骨作用。
- 二磷酸酐類藥物（Bisphosphonate）：能夠抑制破骨細胞的成熟，有抗破骨作用。

▶ 可能警訊

一般多是因為突發性的骨折，引起行動不便或劇烈疼痛而求醫，才知道自己得到骨質疏鬆症。骨質疏鬆症最容易發生骨折的部位是髖部、手腕以及脊椎。如果是發生在脊椎部位的骨折，通常為壓迫性骨折，會導致脊柱短縮、身高變矮、背部彎曲、駝背；如果脊椎極度彎曲，還會引

起呼吸困難。至於脊椎壓迫性骨折,則會造成腰痠背痛、行動不便及關節變形。

　　所有的老年女性和患有胸椎後凸及頸椎前凸的老年男性,或者曾經骨折的老年人,幾乎都是骨質疏鬆症的患者,通常只要鈣質和維生素 D 的補充,就可獲得改善。

▶ 生活照護

◆ 飲食與運動方面

- 增加鈣質的攝取。多喝牛奶,除一般牛奶外,還可選擇脫脂牛奶、低乳糖牛奶及發酵乳等。多攝食其他含鈣量高的食物,如豆類食品及深色蔬菜等。或是服用鈣片,可視需要而補充。
- 適當的運動,如負重運動、慢跑、騎單車、步行等,都能幫助增加骨質,預防骨質疏鬆症。若運動量不足,骨質流失較快。
- 維持適當的體重,消瘦者較容易罹患骨質疏鬆症,故不要為了維持苗條身材而過度減重。
- 多曬太陽。

◆ 已有骨質疏鬆症的注意事項

★改變生活方式

　　必須立刻行動,防止病情繼續惡化,避免發生骨折。

★預防失足跌倒

由於骨質疏鬆症的關係，會比別人更容易發生骨折，而骨質疏鬆症患者最常見的骨折原因，就是失足跌倒。所以，必須盡量避免失足跌倒的機率，方法有：

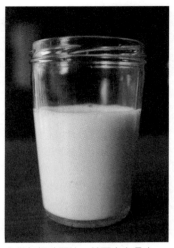

◆從年輕時開始，就要多存骨本。

- 清除家中可能讓你跌倒的障礙物。
- 改善視力，避免因視力不良看不清楚而跌倒。
- 利用一些可以支撐身體的東西，以保持身體平衡。
- 若有服用鎮靜安眠藥物，夜半如廁時要特別小心謹慎。

▶ 如何預防

對於患有骨質疏鬆症的老年人而言，預防跌倒風險或預防跌倒受傷的措施，顯得格外重要。

- 老人家平日要有良好的生活型態。
- 要有規律而適度的運動習慣，如散步、慢跑、爬樓梯、騎腳踏車。
- 維持適當的體重。
- 適度曬太陽，幫助體內維生素 D 將血鈣轉運至骨骼中。陽光是激活維生素 D 的源頭，人體皮膚只要每次照射陽光約 10 至 15 分鐘，每週 3 至 4 次，就能獲取人體所需要的維生素 D。

骨質密度及骨質保健運動

保持適當的運動，每週運動三次，每次運動達 30 至 45 分鐘，每次運動心跳達 130 下／分鐘。研究指出，每週慢跑超過 40 英哩（64.36 公里）以上的女性，多會有經期不順的問題，反而對荷爾蒙重建骨質的效用有所傷害。建議運動的項目為：

· 四肢運動，如跑步、健行踏青、土風舞、太極拳等。
· 背部伸展運動。
· 仰臥平躺，兩腿彎曲，下腹部用力向下壓。
· 仰臥平躺，兩腿平伸，並抬離地面 10 公分。
· 骨頭必須在有衝擊運動下才能強化骨質，尤其有計畫的重量訓練，可減少骨質流失，且強化附於骨骼外的骨骼肌強度。
· 骨質疏鬆病人應避免背部屈曲運動。

● 攝取均衡飲食，如牛奶、豆類、豆腐和綠色蔬菜等。

● 避免喝酒、抽菸。

● 避免大量喝茶、咖啡、可樂。

● 主動檢查骨質密度。藉由雙光子吸收密度儀的檢查，及早知道自己的骨質密度，就能提早因應、延緩骨質流失。

健 康 小 提 醒

骨質疏鬆	
好發族群	· 停經後 15 年內的女性 · 70 歲以上的老人
求診科別	骨科
易發季節	無
照護要點	· 保持適當運動 · 適量曬太陽 · 補充含鈣食品

＊本文原作者為羅揚斌醫師。

不明原因的發燒

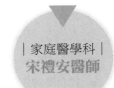

| 家庭醫學科 |
宋禮安醫師

常見症狀

35 歲的高小姐，先出現感冒喉嚨痛症狀，且持續高燒與畏寒多天不退，曾至醫療院所就診，初步診斷為急性咽喉炎，經抗生素治療無效後，又再就醫。經病史詢問與理學檢查觸診後，發現頸部甲狀腺區出現疼痛感，另有心悸、手抖、怕熱、冒汗、體重下降等現象；經甲狀腺超音波檢查及細針抽吸細胞學檢查等，證實為「亞急性甲狀腺炎」。使用適當藥物（可使用阿斯匹靈、NSAID、類固醇等）治療後，症狀迅速得到緩解而痊癒。

▶ 症狀成因

- **感染**：細菌、病毒、立克次體、黴菌、寄生蟲等各種感染。
- **惡性腫瘤**：各種癌症、肉瘤等。
- **自體免疫疾病**：風濕熱、全身性紅斑狼瘡等。
- **中樞神經方面疾病**：腦血管障礙、頭部外傷及其他腦脊髓疾病等。
- **各種血液病。**
- **內分泌疾病**：甲狀腺機能亢進症等。
- **各種藥物引起的發燒。**

● **人為的假發燒：**例如剛喝完熱水，所測溫度高，會以為是發燒。

● **其他各器官系統的疾病。**

發燒的定義

一般而言，發燒就是體溫高於正常值。由於測量的部位不同，溫度也有所差異，醫學教科書對不同部位測得的發燒溫度也有不同定義，一般來說：

· **腋溫**達 37 度即是發燒。

· **舌下溫**是 37.5 度。

· **耳溫**介於前兩者間，約 37.2 度。

· **肛溫**則達 38 度以上才算發燒。

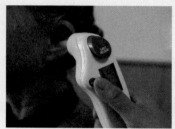

◆ 目前衛生署以耳溫測量達 37.5 度做為體溫篩檢的發燒準則。

目前衛福部是以耳溫槍測量入境者溫度，原本教科書建議的 37.2 度較嚴格，所以衛福部以**耳溫測量達 37.5 度**做為體溫篩檢的發燒準則。

另外還有當病人發燒（體溫高於 38.3℃）3 週以上，透過門診或住院時的問診、理學檢查、X 光攝影檢查、抽血檢驗，以及各種病菌培養檢查，卻仍然找不到發燒的原因，此情況命名為「不明熱」。沿用至今，不明熱就成了這種病人的臨時診斷，而此病涵蓋範圍亦擴大至發燒 2 週卻找不到病因的病人。

根據統計，引起不明熱的疾病種類中，仍以「感染症」居多，約占 30% 至 40%，其次依序是惡性腫瘤、自體免疫性疾病（如紅斑性狼瘡），以及其他一些較少見的疾病。

但仍有大約 10% 的人始終無法確定診斷，這些在現代醫學檢查下，仍無法診斷的病人，有些人會自行退燒，有些人則需要繼續追蹤診斷與治療。

▶ 診斷治療

診斷不明熱的過程必然要比一般疾病更複雜，通常會有以下幾個步驟：

◆ 詳細的病史詢問

病患的家族病史，最近的旅遊史，是否曾出國或在國內或外島旅行？是否因職業因素暴露於某種物質中、是否飼養或接觸動物、日常的生活及飲食習慣是否改變、有否使用藥物的習慣。乃至於異常的性行為，或是其他和發燒相關的訊息等，醫師都會一一詢問清楚。

◆ 全套的理學檢查

口腔潰瘍、皮膚表徵（皮疹、蟲咬傷口、注射孔、黃疸）、淋巴結腫大、異常呼吸音、心雜音、肝脾腫大等。這些檢查對於不明熱的診斷非常重要，若一次理學檢查中找不到病因，還會反覆進行，以求能找到些蛛絲馬跡。像是發燒的型態求證：一天發燒幾次、體溫多高、是否合併寒顫、好發在白天或晚上等，均有助於疾病的診斷。給予藥物治療後，體溫的變化也是治療有效與否的重要參考，所以有時醫師會故意暫時不使用退燒藥。

◆ 實驗室檢驗

血液常規檢查、尿液和糞便常規檢查，以及各種體液檢查。由於不明熱最常見的原因是感染，而致病微生物的診斷有賴微生物培養、鏡檢或血清學檢查。至於非侵襲性檢查，如放射線 X 光檢查及超音波檢查，通常是依病患的病情需要來做安排。

◆ 侵襲性的檢查

若一般常規檢查後，仍然對病因沒有答案，或是需要再確認可能的病因，就需要考慮到各種侵襲性的檢查，包括胃鏡、大腸鏡、支氣管鏡、脊椎穿刺、骨髓穿刺、各種組織切片（如肝、淋巴結、皮膚或各種病灶的切片），甚至於電腦斷層攝影、剖腹探查等。這些侵襲性檢查，一般患者的接受度不高，唯在病情的考量下，必要時在醫師解釋後，在與患者及其家屬的共識下，仍應進行，以求早日診斷出病因。

▶ 可能警訊

- 3 個月以下的寶寶發燒，需立即就醫。
- 退燒藥使用後，體溫雖逐漸下降，但依然嗜睡、精神差、活動力不佳等，需要懷疑是其他嚴重的感染，而非一般感染，最好立即就醫。
- 合併有抽筋、嚴重咳嗽、喘息困難、發燒 40℃ 以上、有喘鳴聲等，最好立即就醫。

- 皮膚出現瘀斑、紫紅色出血小疹。
- 全身或局部具有壓痛感的淋巴結腫大，則可能是病毒或病菌感染所引起。若發現有頸部、腋下或鼠蹊部無痛性的不規則淋巴結腫大時，最好立即至醫院就醫。

▶ 生活照護

　　發燒是身體出現狀況的警訊，也是一種身體免疫功能對抗疾病的反應，盲目的服用退燒藥，可能會掩蓋病人實際的病情，無助於疾病的診治。因大部分發燒是病菌感染造成的，而其他非感染因素造成的發燒，例如自體免疫疾病、癌症、嚴重脫水等，多半也不會因為使用退燒劑而病癒。對於發燒，其照護要點在於：

- 正確測量體溫。
- 適時退燒處理。
- 須適量補充水分。
- 一旦連續幾天持續發燒不退，便需要送醫檢查病因。

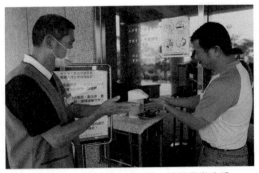

◆接觸病人時，要有適當的防護，並記得常洗手。

如何預防

- 平時應多注意營養攝取，及適量的水分補充。
- 適當的運動與充分睡眠休息。
- 注重環境清潔與飲食衛生。
- 避免出入人多擁擠的公共場所，如量販店、百貨公司、戲院等。
- 避免或減少接觸病人；若必須接觸病人，需要有適當的防護，並記得常洗手。
- 定期接受健康檢查及預防注射。

健 康 小 提 醒

不明原因發燒	
好發族群	嬰幼兒、老人、免疫力差者
求診科別	家庭醫學科、感染科
易發季節	無
照護要點	・正確測量體溫 ・適時退燒處理 ・須適量補充水分 ・一旦連續幾天持續發燒不退，需要送醫檢查病因

心情沮喪

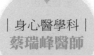

｜身心醫學科｜
蔡瑞峰醫師

常見症狀

由於受到金融海嘯的影響，46 歲的李太太被迫開始休無薪假。剛開始她還很看得開，自我安慰說難得可以放假。但漸漸的，家人發覺她變得很容易沮喪，原本風趣健談的她變得不太愛說話。她自己則覺得早上剛醒來的時候心情最差，疲累到不想起床。吃飯時好像也沒什麼胃口，胸口有時覺得悶悶的，甚至會嘆氣。

為了轉移她的注意力，家人力勸她多出去走走，卻發覺她常常心不在焉，甚至有記性變差的情況。丈夫曾懷疑李太太是否「卡到陰」？還帶著她去求神問卜，結果也沒什麼起色。李太太自己也曾懷疑是否到了更年期，但到婦科求診，身體檢查沒有發現其他異常。因此，李太太愈來愈感到自己好像成為家人的負擔，拖累了家人。幸好後來被轉介到身心醫學科門診，醫師進一步了解李太太的家族病史後，發現李太太的媽媽年輕時曾被診斷有憂鬱症，但並未接受完整的治療。

▶ 症狀成因

引起心情沮喪的原因有很多，較常見的有：

◆ 憂鬱症

是最常見的心情沮喪原因。憂鬱症的終生盛行率約為 5% 至 10%，女性更可高達 25%，且憂鬱症患者自殺率非常高，約有 15% 憂鬱症患者死於自殺。

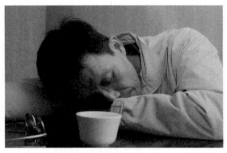

◆「睡太多」也可能是憂鬱症表現的症狀之一。

根據台灣精神醫學會的調查研究指出，70% 以上的自殺個案患有憂鬱症。因此世界衛生組織（WHO）已將憂鬱症、愛滋病及癌症，同列為 21 世紀的三大疾病。

◆ 酒癮

所謂「借酒澆愁愁更愁」，因為酒精屬於中樞神經抑制劑，一個原來並不心情沮喪的人，長期飲酒的後果，有可能造成心情沮喪。

◆ 甲狀腺功能低下

同樣會有心情沮喪、疲累、失眠等症狀；還另外會有脖子腫大，皮膚、毛髮粗糙等身體徵兆。

▶ 診斷治療

「憂鬱症」的診斷主要靠病史及精神狀態檢查，像是：

- 心情低落或喪失興趣，兩者必須至少有一項才能算是憂鬱症。
- 失眠或睡太多。

- 食慾差,或吃太多。
- 感覺疲累,或全身乏力。
- 遲緩呆滯,或激躁不安。
- 無價值感,或過分的罪惡感。
- 無法集中注意力,或猶豫不決。
- 重複地有死亡念頭,或自殺意念。
- 身體不適,如胸口悶痛、頭痛、腰痠背痛。
- 情緒上的反應,如煩躁、哭泣。
- 認知功能的受損,如記性變差、恍神。
- 個人的能力表現下降,如工作、學業、家庭、人際關係等方面。

特別是如果出現傷害自己的意念或行為,更應懷疑是否已經得了憂鬱症。

憂鬱症是一種成因複雜的症候群,醫師會建議患者做以下的處置:

- 家人的支持,是其最重要的精神支柱。
- 藉由補充抗憂鬱劑,調整中樞神經中的神經傳導物質。
- 心理治療,對於輕、中度的憂鬱症有不錯的治療效果。
- 多運動。

上述這些療法約可使 60% 至 70% 的病人得到改善。但若改善的情況不理想,或有強烈的自殺意念時,則需考慮住院,才能徹底有效地治療。

▶ 生活照護

- 對於憂鬱症患者，家人應多給予支持及同理心。
- 避免給予過多的現實壓力，或情緒刺激。
- 有服用抗憂鬱劑者，不宜貿然中斷。
- 應特別留意，患者是否出現自殺意念等負面的想法。

▶ 如何預防

- 養成正確的人生態度，避免過度要求完美或固執。
- 建立良好的人際互動關係。
- 不要飲酒，或使用安非他命等中樞神經刺激劑。
- 治療身體的疾病，例如有甲狀腺機能低下，則應先加以診治。

健 康 小 提 醒

心情沮喪	
好發族群	女性、有家族病史者、完美主義者、幼年失親者
求診科別	身心醫學科、精神科
易發季節	秋、冬
照護要點	・家人應多給予支持及同理心 ・避免給予過多現實壓力或情緒刺激 ・服用抗憂鬱劑者，不宜貿然中斷 ・特別留意是否出現自殺意念

不可忽視的孕婦・小兒症狀

懷孕婦女噁心嘔吐

| 婦產科 |
陳智賢醫師
審訂

常見症狀

一向開朗的小美，是位認真忙碌的臨床護理人員，臉上帶著些許的不安來到婦產科門診，主訴最近幾天早上起床時，出現惱人的噁心感，盥洗刷牙時常想要吐，對食物的氣味也變得很敏感，加上月經週期遲遲未來，她懷疑自己是不是懷孕害喜。透過尿液懷孕試驗，結果呈陽性，證實小美的確是懷孕了。經由產前衛教，小美回想起懷第一胎時的經驗，帶著喜悅的心情，回到了工作崗位。

▶ 症狀成因

懷孕初期，因為體內荷爾蒙濃度的變化，加上神經的緊張，孕婦大都會有味覺改變、食慾反覆無常、沒有理由地渴望或厭惡某種食物。在胚胎發育著床時，與急速上升的絨毛膜促性腺激素有關，而母體血清中的絨毛膜促性腺激素，在孕期初期的前 3 個月達到高峰濃度，黃體素的濃度也隨之增

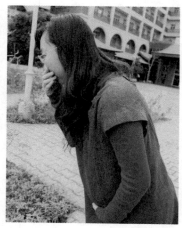

◆ 一般來說，從第 6 週到第 3 至 4 個月後，孕吐的現象會有明顯的改善。

加，而此時孕吐的現象也最頻繁。

　　另一方面，由於腸胃道平滑肌的活動力降低，胃排空食物的時間增加，合併下食道括約肌的緊閉遲緩，造成胃食道逆流的灼熱感、噁心感，因而造成嘔吐，此種情形在早晨時最為嚴重。但一般來說，此種現象從第 6 週到第 3 至 4 個月後，會有明顯的改善，只有大約不到 20% 的人，症狀會持續整個孕期。孕吐的高發生率，可以歸因於母體對於懷孕的自然生理反應，其中也牽涉到荷爾蒙濃度的改變，以及心理因素與生理的交互影響。通常隨著懷孕週數的增加，母體逐漸地適應，孕吐的症狀，也能慢慢獲得緩解。

▶ 診斷治療

　　嚴重或持續的嘔吐會造成營養不良，處理方法可以：

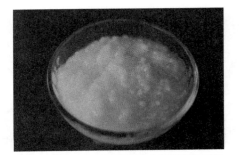

◆ 輕度的孕吐，可以選擇進食易消化的澱粉類食物。

- 早晨醒來先吃點麵包或餅乾，休息半小時再起床。
- 少量多餐，不能挨餓，食物以較乾為宜。
- 注意液體食物的補充，尤其是在小便顏色加深或便秘時，液體食物最好於兩餐間給予。
- 避免刺激性味道（如油煙、魚腥味），採輕鬆活動。
- 如體重明顯減輕，嚴重嘔吐時，請找醫生診治。

▶ 可能警訊

　　懷孕初期所發生的噁心、嘔吐，通常很快會停止，並且進入平穩期。但若超過 3 至 4 個月，仍然有持續孕吐的情形，則需要止吐藥物的治療。嚴重的妊娠劇吐，甚至必須住院治療，包括暫時性的禁食、輸液和電解質的補充，以及營養維生素的補給。

　　有研究證據指出，不會孕吐的人與會孕吐的人對照，有相對危險性較高的流產機率。實證醫學的整合分析研究也指出：妊娠初期的噁心感或孕吐，和較低的流產率與較低的週產期死亡率有關。大約有不到 2% 的人，會因為持續性嚴重的孕吐，而導致母體脫水、電解質不平衡及營養缺乏等，需要住院加以治療，稱為「妊娠劇吐」。在西元 1940 年之前，沒有輸液治療的醫學年代，妊娠劇吐曾是孕婦的主要死因之一，有一部分的孕婦，因此面臨中止妊娠的抉擇。

▶ 生活照護

　　輕度的孕吐只需要保守性的處置，包括：

- 採取少量多餐的漸進式飲食。
- 將固態食物和液態食物分開進食。
- 減少油脂的攝取。
- 避免接觸噁心感的食物或氣味。
- 補充維生素 B_6，也可以降低噁心感。

▶ 如何預防

懷孕期的噁心嘔吐，是普遍而自然的生理反應，可以藉由心理的調適來面對它，或是積極採取飲食衛教的方法，改善臨床症狀。相信經由家人或醫療團隊的支持，能幫助孕婦度過初期的不適，懷抱著愉悅的心情，迎接新生命的到來。飲食的衛教的方法如下：

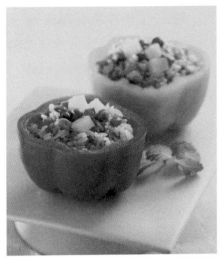

◆ 太飽容易脹氣，太餓容易孕吐，所以不妨採取少量多餐的方式。

- 高糖飲食可以減少噁心的情況。
- 喝水最好在兩餐中間飲用，吃點乾燥的食物，如餅乾，也可以減緩症狀。
- 盡量遠離刺激的氣味，有些孕婦對於某些味道較為敏感，如油煙、魚腥味、烤肉味。
- 採取清淡飲食。為減少對腸胃的刺激，應避免刺激或油膩的食物，多吃青菜、水果來補充纖維質與維生素。
- 不要太餓或太飽。飽足感容易有脹氣，而強烈的空腹

感，也很容易引起害喜，加上有些孕婦的食慾並不
佳，所以不妨採取少量多餐的方式。

● 平時保持愉快開朗的心情。

健康小提醒

懷孕婦女噁心孕吐	
好發族群	孕婦
求診科別	婦產科
易發季節	無
照護要點	‧ 少量多餐的飲食 ‧ 選擇清淡的飲食 ‧ 減少油脂的攝取 ‧ 避免接觸噁心感的食物或氣味 ‧ 適量補充維生素 B6

＊本文原作者為李悅源醫師。

產前異常出血

常見症狀

（案例一）24 歲的陳小姐，目前懷孕 7 週，是她的第一胎，今天突然出現陰道出血的情形。在門診接受超音波檢查，胚囊完整，胎兒有穩定心跳，醫師診斷為「脅迫性流產」。

（案例二）38 歲的王小姐，已生三胎，目前以子宮內避孕器避孕，但這次月經週期過已 3 個星期，突然陰道出血及嚴重下腹痛，急診就醫，驗尿懷孕試紙呈陽性反應，超音波檢查子宮內無胚囊，在右側子宮附屬器有一團腫塊，且有骨盆腔液體堆積，診斷為「子宮外孕」。

（案例三）30 歲黃小姐，曾剖腹生產一次，目前是第二胎，懷孕 30 週；產前檢查發現有「前置胎盤」的現象，今天有下腹微痛，陰道出血情形，經檢查有「子宮早期收縮」，但胎兒心跳正常，建議入院安胎治療。

（案例四）36 歲的林小姐懷第一胎，從懷孕 34 週起有血壓上升及蛋白尿情形，診斷為「子癇前症」。突然下腹劇痛，且有陰道出血情形，經緊急送醫，檢查發現子宮強烈收縮，且胎兒心跳減速，診斷為「胎盤早期剝離」，緊急剖腹生產。

▶ 症狀成因

　　產前異常出血常見的原因是懷孕早期的流產、子宮外孕，及中後期的前置胎盤、胎盤早期剝離。流產可細分為「脅迫性流產」、「過期性流產」、「完全及不完全性流產」。流產的症狀為子宮出血及下腹痛，原因則包括：

- 受精卵發育不良。
- 孕婦有慢性疾病。
- 內分泌問題。
- 免疫問題。
- 子宮異常。

　　子宮外孕是指胚胎著床在子宮以外的地方，以輸卵管最常見，症狀包括月經過期、陰道不正常出血及下腹痛。造成子宮外孕的原因為精子、卵子在輸卵管結合後，胚胎移到子宮的過程中受阻礙，最終在輸卵管著床。婦女若有輸卵管發炎、黏連，接受過輸卵管手術、曾經骨盆腔發炎，較容易發生子宮外孕。

　　前置胎盤是指胎盤位置異常，蓋到子宮頸內口上，發生率約0.5%，危險因子包括：高齡、多胎次、子宮疤痕、抽菸、多胞胎等。

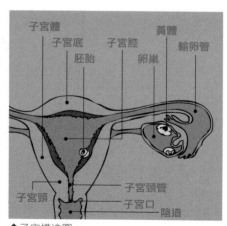

子宮體　　　　黃體
子宮底　子宮腔　輸卵管
胚胎　　卵巢
子宮頸管
子宮口
子宮頸　　　陰道

◆子宮構造圖。

症狀為無痛性陰道出血。

　　胎盤早期剝離指胎盤在第三產程發生之前，即提早剝離。發生率為百分之一，危險因子包括：高血壓、抽菸、創傷等，症狀為子宮壓痛、腹部疼痛及陰道出血。

▶ 診斷治療

　　診斷主要靠臨床徵兆及超音波。

　　流產的治療包括：臥床休息、安胎藥物或流產手術。子宮外孕需內科化學藥物或外科手術治療。

　　前置胎盤的治療包括：安胎及適當時機剖腹產。胎盤早期剝離需緊急處理，一般採緊急剖腹產。

▶ 可能警訊

　　懷孕早期不正常陰道出血及腹痛，要留心流產或子宮外孕的可能性。**懷孕中後期**的陰道出血，通常與胎盤有關。懷孕中後期若發現有前置胎盤，要留心產前出血，有時需要安胎治療，以免大出血危及孕婦及胎兒的健康。孕婦若突然下腹痛合併陰道出血，可能為胎盤早期剝離，會對孕婦與胎兒造成相當的危險性，要馬上評估母嬰的狀況。

▶ 生活照護

　　孕產過程順利的關鍵，在於準媽媽妥善的自我照護，包括：

● 孕婦要遠離菸、酒。

- 避免照射 X 光及某些會影響胎兒發育的藥物。
- 每天睡足 8 小時，中午最好有 30 分鐘的午睡。
- 避免舉重或提重物。
- 家務不宜太勞累，但可進行適當的產前運動。
- 原則上不需禁止性生活，但若有陰道出血或腹痛等情形者例外。
- 宜多吃蔬菜、水果，多喝開水，不憋尿，避免便秘。

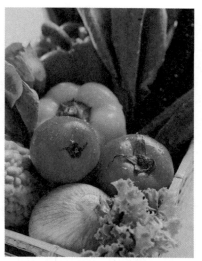

◆ 高纖蔬果可以幫助孕婦有足夠的營養，並防止便秘。

- 要按時接受產檢，如產前例行抽血檢查、母血唐氏症篩檢及胎兒超音波篩檢。
- 若有陰道出血、腹痛、面部或四肢明顯浮腫、嚴重頭痛、胎動減少、陰道水漾分泌物或持續腰痠、腹部變硬等症狀，要立即就醫。

▶ 如何預防

受精卵發育異常是最常見的流產原因，占一半以上，婦女應盡早在年輕時懷孕，不要延誤到高齡才懷孕。孕婦要避免接觸有害化學物質，不要過分勞累，慢性病病人應等病情穩定後再懷孕。

子宮外孕與輸卵管受傷有關，婦女要避免得性病或骨

盆腔發炎，保持安全性行為。

前置胎盤與子宮疤痕有關，婦女要避免不必要的流產手術或剖腹產。

胎盤早期剝離與孕婦高血壓、抽菸、酗酒、吸毒、創傷有關，孕婦宜清淡飲食，不宜太勞累，戒菸酒，避免腹部受碰撞。孕婦若有妊娠高血壓，胎盤功能不佳，胎兒可能生長遲滯或胎兒窘迫，母體也可能發展為子癲前症、子癲症或胎盤早期剝離，準媽媽要自我監測血壓是否偏高、水腫狀況及胎動是否明顯變少。

健 康 小 提 醒

產前異常出血	
好發族群	孕婦
求診科別	婦產科
易發季節	無
照護要點	· 孕婦要遠離菸、酒 · 避免照射 X 光及某些會影響胎兒發育的藥物 · 避免舉重或提重物 · 家務不宜太勞累，但可進行適當的產前運動 · 原則上不需禁止性生活，但若有陰道出血或腹痛等情形者例外 · 宜多吃蔬菜、水果，多喝開水，不憋尿，避免便秘 · 要按時接受產檢，如產前例行抽血檢查、母血唐氏症篩檢及胎兒超音波篩檢 · 留心腹痛與不正常陰道出血，應迅速就醫

＊本文原作者為蔡承威醫師。

發燒，但無其他明顯感冒症狀

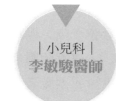

| 小兒科 |
李敏駿醫師

常見症狀

快滿 1 歲的邱小弟弟，因為不明原因發高燒兩天，被媽媽帶到耳鼻喉科診所。醫生檢查之後告訴媽媽說，沒有喉嚨發炎，也不是中耳炎，又沒有其他類似感冒的咳嗽、流鼻水等現象，所以只開了退燒藥給邱小弟弟服用。可是，邱小弟弟使用退燒藥後，還是不斷反反覆覆高燒，而且活力變差，食欲不振，讓爸爸媽媽非常擔心，於是再帶小弟弟至大醫院小兒科門診。醫師仔細檢查後發現，邱小弟的確無明顯的感冒或腸胃炎等典型症狀，但注意到他有包皮過長的狀況，所以立即為他做了尿液常規檢驗，結果發現是「泌尿道感染」。

▶ 症狀成因

小兒發燒的原因很多，包括：

- **感冒、支氣管炎**或**肺炎**等種種呼吸道感染。
- **上吐下瀉腸胃炎**，合併有發燒的可能。
- **扁桃腺炎、咽喉炎、中耳炎**，除了發燒之外，沒有明顯的症候，需靠醫師檢查才能發現問題。
- **嬰幼兒泌尿道感染**，除了發燒之外，沒有明顯的症狀。

尤其是年齡較小的嬰幼兒，通常不會以成人常見的頻尿、尿急、尿痛的典型尿路感染症狀來表現，取而代之的是一些不具特異性的全身症狀，如發燒、煩躁不安、餵食困難、生長遲滯、晚發性黃疸、嘔吐、腹瀉、抽筋等；也有少數的病童是以新發或更頻繁的夜尿來表現。

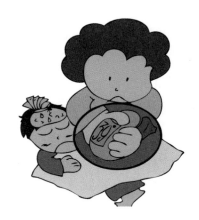

◆ 若遇到各種無法解釋的發燒，或是異於平日的病容病態，就應該提高警覺，將小孩帶到醫院做進一步的診查。

正因為兒童泌尿道感染的臨床表現，是那樣的變化多端，所以父母親在照顧家中小兒時，若遇到各種無法解釋的發燒，或是異於平日的病容病態，就應該提高警覺，將小孩帶到醫院做進一步的診查。

▶ 診斷治療

◆ 收集尿液

做尿液常規檢查及尿液細菌培養，除了確定是否為泌尿道感染外，還要知道是哪種細菌造成疾病，幫助對症治療。

◆ 影像醫學檢查

包括腎臟超音波檢查、排尿性膀胱尿道攝影術

（Voiding cystoureterography, VCUG）、經靜脈注射腎盂攝影術（Intravenous pyelography, IVP），以及腎臟核子醫學掃描（Dimercaptosuccinic acid renal scintigraphy, Tc$^{99}_m$DMSA），以找出合併泌尿道感染的先天性結構異常，如膀胱輸尿管逆流、泌尿道阻塞。

▶ 可能警訊

較小的嬰兒及幼童，因為語言表達能力尚未成熟，無法清楚明白的告知哪裡不舒服，而且泌尿道感染時，並無明顯的特異性症狀表現，不會以頻尿、尿急、尿痛的典型症狀來表現。所以當家中的寶寶沒有其他呼吸道或腸胃道感染疾病症狀，但是不斷反覆發燒，一定要注意是不是有泌尿道感染的可能，記得請醫師徹底檢查，或幫寶寶留尿液做檢驗。

因為據統計，膀胱輸尿管逆流造成腎臟實質的傷害，通常是發生在第一次的泌尿道感染之後，而發生率又以 1 歲內的幼童為最高。約有 1% 的男孩及 0.5% 的女孩，會合併膀胱輸尿管逆流，以及泌尿道感染，而導致腎臟實質傷害，甚至在小孩長大成人之後，腎臟功能惡化至腎衰竭的地步。

▶ 生活照護

◆ 做好包皮的清潔

1 歲之前包皮過長是男嬰得到泌尿道感染的好發因子。

家裡的小寶寶如果是男孩，假如包皮過長，或是包皮包裹太緊，都容易藏汙納垢，增加泌尿道感染的機會，所以衛生習慣要確實做好以保持清潔。

◆ 避免尿布包覆時間過長

在嬰幼兒時期還有一個危險因子，就是尿布包覆時間太長。留置於尿布裡的尿液糞便，容易孳生細菌，於是乎便提高泌尿道感染的危險，所以尿布也需要勤加更換。

◆ 多喝水，避免憋尿

對於較大的孩童，尤其是學齡期兒童，潛在性的危險因素則是喝水喝太少，或是憋尿。根據醫學統計數據，尿液在膀胱中滯留時間超過 4 小時以上，不僅容易有細菌孳生，而且致病菌菌落（菌落：一個地方繁殖出大量細菌）會大幅增加，泌尿道感染的機率也就大大提升。

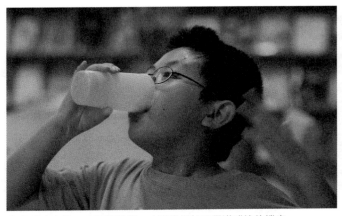

◆ 多喝水之外，也不要憋尿，才不會增加泌尿道感染的機率。

▶ 如何預防

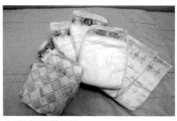

◆ 尿布要勤更換。

- 要教導小孩多喝水、多尿尿、不要憋尿，因為攝取足量的水分，並適時的排尿，可以把細菌沖離泌尿系統。

- 排尿及排便後擦拭，應該由前往後，以避免細菌由肛門口帶往尿道造成汙染。

- 務必養成良好的衛生習慣，保持會陰部清潔。

- 洗澡最好採淋浴方式，若不得不採坐浴，也不宜浸泡過久。

- 提醒父母親，家中小兒包的尿片要經常更換，才能徹底降低泌尿道感染的機會。

健 康 小 提 醒

發燒，但無其他明顯感冒症狀	
好發族群	嬰幼兒及學齡前兒童
求診科別	小兒科
易發季節	四季
照護要點	‧ 保持包皮的清潔 ‧ 避免尿布包覆時間過長 ‧ 多喝水 ‧ 多尿尿、不要憋尿

反覆久咳、胸痛、呼吸急促有喘鳴音

| 小兒科 |
李敏駿醫師

常見症狀

6歲的吳小弟感冒之後，就一直有反反覆覆的咳嗽、胸痛、呼吸急促、呼吸伴隨哮鳴聲（Wheezing）。這樣的狀況，雖然在使用了感冒藥後有所緩解，可是沒有多久，遇到天氣陰晴不定、早晚溫差大，就又喘咳發作。尤其是在夜裡，喘鳴劇咳，無法躺平好好安眠，白天變得精神狀態不佳，兩圈大大的熊貓眼，更是讓人看了心疼不已！

吳小弟的媽媽於是帶他到小兒科接受檢查。經過醫師仔細的身體檢查，並安排胸部X光照相，排除感染性肺炎的狀況，最後做了肺功能檢測及過敏原測試，確定吳小弟的疾病是「氣喘」。

▶ 症狀成因

氣喘是一種反覆發作的氣流阻滯病變，一般會自行緩解，或是經過適當的治療而恢復。依其嚴重程度可以呈現呼吸困難、喘鳴音、胸悶和咳嗽等症狀。當氣管、支氣管受到刺激而產生這一連串發炎反應，受影響的支氣管就會痙攣與收縮，黏膜水腫及分泌大量的黏液，造成呼吸道阻塞、呼吸困難等症狀。

氣喘發作時間由數分鐘到數小時都可能，兩次發作中間可能完全沒有症狀，或僅有輕微症狀。若是處理不當，有可能一年到頭，天天都會唏哩呼嚕喘咳不停。

目前認為肥大細胞、嗜伊紅性白血球、各種細胞素、化學素，在此反應中扮演著重要的角色。

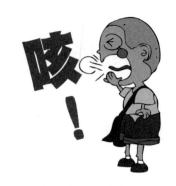

◆ 當有反反覆覆的咳嗽、胸痛、呼吸急促、呼吸伴隨哮鳴聲時，最好請醫師檢查診斷。

▶ 疾病診斷

◆ 病史詢問

- **疾病史**：沒有感冒時，是否仍有喘鳴現象。
- **家族史**：父母親雙方有沒有氣喘，或其他過敏性疾病。

◆ 身體理學檢查

- **胸部聽診與胸部 X 光攝影。**
- **實驗室檢查**：嗜伊紅性白血球數量上升、IgE 抗體大量產生、過敏原測試。方便的作法是抽血檢驗血清中過敏原專一的 IgE 抗體濃度，以此方法一次抽血，便可檢測多種過敏原。
- **肺功能檢測**：包括尖峰呼氣流速（PEF）、肺功能圖形檢查（Forced expiratory flow-volume loop）。

▶ 治療方面

在氣喘的治療部分，則可以分兩方面來做：

◆ 從環境面著手

主要在改善、清潔住家環境，避免接觸過敏原。

◆ 從藥物治療著手

可分為：

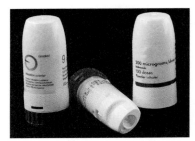

- **舒緩藥物：**急性期用來迅速解除症狀的藥物，如短效型乙二型交感神經興奮劑。
- **控制藥物：**就是俗稱鞏固治療和保養藥，如吸入型皮質類固醇、白三烯拮抗劑等。

▶ 可能警訊

家裡的小孩若符合以下幾種情況，則其罹患氣喘的可能性很高。必須多加留意氣喘的發作，同時與醫師密切配合，控制及改善氣喘的情況。

- 有過敏疾病的家族史。
- 小時候即有腸道過敏或異位性皮膚炎，長大後罹患氣喘的機會大增。
- 每次感冒、咳嗽皆伴隨喘鳴。
- 長期反覆咳嗽，尤其在深夜與清晨時，症狀特別明顯。
- 運動後或吃了冰冷食物，會劇烈咳嗽。

▶ 生活照護

- 按時使用氣喘控制預防性藥物。
- 盡量避免接觸過敏物質。
- 早上起床之前，可先用熱毛巾擦擦臉。
- 做劇烈運動前，切實做 20 至 30 分鐘的暖身操。

　　一般來說，只要能在環境與藥物控制上，好好配合下功夫，大約 1/3 的兒童，在過了青春期後，氣喘即能痊癒，不必再飽受過敏之苦。

▶ 如何預防

　　預防氣喘之道，除了接受醫師建議按時服用藥物外，最要緊的，其實是環境上的預防措施，也就是盡量避免接觸過敏原。在台灣約有 90% 的呼吸道過敏，是因塵蟎所誘發，針對塵蟎的防治，有以下幾點注意事項：

- 使用除濕機。
- 使用防蟎寢具，或每 1 至 2 週用熱水清洗寢具，並以日光曝曬。
- 盡量不要讓孩童玩絨毛娃娃。

　　此外，黴菌也是重要的呼吸道過敏原，避免接觸的方法有：

- 使用漂白水清潔發黴的傢俱。
- 使用除濕機。

- 修補家中滲漏及壁癌。
- 不要使用地毯與榻榻米。

其他過敏原預防事項：
- 若是家中小孩對動物皮毛過敏，家裡千萬別養貓、狗、楓葉鼠、蒼鼠等寵物。
- 若是對蟑螂過敏，則必須常常清掃房屋，並做好除蟲；更重要的是別讓小孩把食物帶到房間去吃，以避免孳生蟑螂！

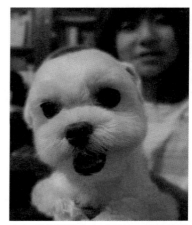

◆ 如果會對動物皮毛過敏，就千萬別養貓、狗、楓葉鼠、蒼鼠等寵物。

健康小提醒

反覆久咳、胸痛、呼吸急促有喘鳴音	
好發族群	各年齡層孩童
求診科別	小兒科
易發季節	一年四季，尤其是氣候交替，早晚溫差大時
照護要點	・避免接觸過敏原 ・按時使用控制預防性藥物

嗜睡、發燒、流口水、口腔內有潰瘍

|小兒科|
李敏駿醫師

常見症狀

1 歲 2 個月大的林小妹妹，發燒 3 天、活力差、嗜睡、頻頻流口水、進食困難。媽媽帶她到小兒科門診，經兒科醫師仔細檢查發現，小妹妹的口腔裡，軟顎、喉嚨及口頰上長了許多的水泡和潰瘍，因為疼痛而無法順利吞嚥，於是頻頻流口水，進食困難，更因此而產生嘴唇乾裂，眼窩凹陷，皮膚乾燥失去彈性等脫水現象，而且活力變差、嗜睡。醫師幫林小妹妹抽血檢查發現，因為無法順利進食和脫水，造成她體液電解質失衡及低血糖，證實林小妹妹得到「疱疹性咽峽炎」，是一種腸病毒感染造成的疾病，需要立即住院治療。

▶ 症狀成因

　　「腸病毒」有六十幾種。由於人類是腸病毒唯一的傳染來源，傳染的方式又非常多樣性，包括呼吸道飛沫傳染，以及糞口傳染，也有直

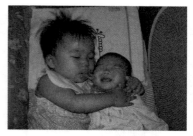

◆ 發燒、活力差、嗜睡、頻頻流口水、進食困難等，都是腸病毒臨床上可能會表現的症狀。

接接觸傳染的情形，所以在台灣一年四季都有病例發生。
絕大部分腸病毒引發的症狀，都不具致命性，臨床上表現
出以下症狀：

- 發燒。
- 喉嚨或牙齦紅腫發炎。
- 口腔潰瘍。
- 流口水。
- 手腳水泡、皮疹。

由腸病毒引發最常見的疾病，就是所謂的疱疹性咽峽
炎及手足口病。值得注意的是，3歲以下幼童一旦感染，
症狀較嚴重，容易合併脫水、電解質失衡等症候，而且併
發嚴重腸病毒重症的比率也較高。

▶ 診斷治療

有經驗的醫師由臨床表現即可診斷大多數的腸病毒感
染，另外可以採集咽喉或肛門拭子，藉實驗室分離病原體
及生化檢驗做確診。

一般而言，治療腸病毒以「支持性療法」為主，例如：

- 充分的休息。
- 補充適當的水分。
- 飲食上以清涼流質或半流質食物，如牛奶、布丁、奶昔
  或稀飯為主。
- 採少量多餐。

● 適量的使用鎮痛解熱劑，以退燒與緩解喉嚨和口腔潰瘍疼痛。

　得到腸病毒，若非重症患者，通常 1 週左右，疾病就會好轉。疑似重症患者，則需給予免疫球蛋白，並且接受重症加護治療。

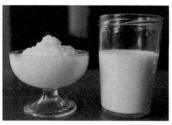

◆ 飲食上以清涼流質或半流質食物為主，如稀飯、牛奶。

▶ 可能警訊

　病童若有以下狀況，就是屬於重症高危險群，必須盡速住院接受積極的觀察與治療：

● 嗜睡、意識不清、活動力不佳。

● 肌躍型抽搐（Myoclonic Jerks），就是手腳不自主持續性抖動抽搐。

● 持續嘔吐、持續發燒、活動力降低、煩躁不安、意識產生變化、昏迷、頸部僵硬、肢體麻痺、抽搐、呼吸急促、全身無力、心跳加快或心律不整等。

▶ 生活照護

● **增強個人之免疫力**：注意營養、均衡飲食、適當運動及充足睡眠。

● **加強個人衛生**：正確且勤加洗手，以預防自身感染，及避免藉由接觸傳染給嬰幼兒。

● **高危險群**：3 歲以下小孩要特別小心，有較高比率得到腦炎、類小兒麻痺症候群或肺水腫。

- **注意環境衛生：**保持環境清潔及通風。
- **避免接觸受感染者：**避免出入過度擁擠之公共場所，不要與病患（家人或同學）接觸。

▶ 如何預防

- 養成勤洗手的好習慣。
- 兒童玩具常清洗，勿放口腔咬。
- 避免傳染，避免到擁擠的公共場所。
- 生病時盡早就醫，請假在家多休息。
- 注意家裡環境的清潔與通風。
- 爸爸媽媽在抱小孩之前要洗手。
- 大人、小孩皆要注意衛生。

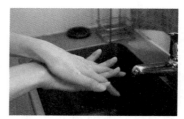

◆ 大人、小孩都要注意衛生，養成勤洗手的好習慣。

健康小提醒

嗜睡、發燒、流口水、口腔內有潰瘍	
好發族群	幼童，尤其是 3 歲以下更是高危險群
求診科別	小兒科
易發季節	一年四季，但夏秋是高峰期
照護要點	・勤加洗手 ・注意環境衛生 ・增強個人抵抗力 ・避免接觸受感染者

皮膚癢
（過敏性蕁麻疹）

| 小兒科 |
吳漢屏醫師

常見症狀

6 歲的張小妹妹在學校大掃除後，陸續出現頭部及手腳發癢的狀況，放學回家後，即使洗過澡，依然癢到無法忍受，身上的皮膚被抓到傷痕累累。雖然媽媽極力安撫她，仍無法停止她抓癢的動作，無奈之下只好求診醫師。醫師首先詢問以往是否曾出現類似的情況？媽媽回想起去年吃年夜飯時，張小妹妹吃了幾口蝦子後，也曾有過全身發癢的狀況，但在適度治療後，症狀便緩解了。事後張小妹妹便不敢再吃蝦子，因此也未曾再過敏發作。怎知這次在學校大掃除後，再度發生此一症狀，且較以往嚴重許多。

在兒科醫師詳細評估後，診斷為「急性蕁麻疹」，經進一步安排住院，接受積極治療，張小妹妹在住院第 2 天時，全身症狀已大幅改善，第 3 天便可出院回家。之後回診，醫師安排張小妹妹接受過敏原檢測，得知她對塵蟎、家塵、蝦、蟹等，都呈現高度過敏反應，往後必須小心避開這些過敏原。

▶ 症狀成因

　　為什麼現在小孩過敏的比例如此之高？可能是幼齡時暴露在有微生物的環境減少了，主要歸因於：

- 衛生和生活居住情況的改善。
- 抗生素的大量使用。
- 家庭規模較小。

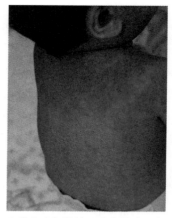

◆蕁麻疹為過敏反應的其中一種表現，幾乎所有東西都可能是它的過敏原。

而蕁麻疹為過敏反應的其中一種表現，主要症狀為全身皮膚出現非常癢、大小不一、形狀不規則的塊狀浮腫，且每個區域的浮腫，可能只出現幾個小時就消失，但是其他區域又不停地有新的浮腫出現。這種疹子如果出現在眼睛周圍或是嘴唇時，常常會造成很厲害的浮腫。幾乎所有東西都可能是引發蕁麻疹的過敏原，可以引發我們身體的過敏反應。常見的過敏原大致上可以區分為：

- **室內過敏原**：塵蟎、家塵、粉塵、蟑螂。常以氣喘等呼吸道症狀表現。
- **室外過敏原**：花粉、沙塵暴。
- **食物過敏原**：蝦子、螃蟹、堅果類（花生）、草莓、芒果、葡萄柚、牛奶、雞蛋、小麥、含人工添加物的再製品、含咖啡因的食品。嬰幼兒多為奶類蛋白過敏，所引起的異位性皮膚炎，以及嘔吐等腸胃道症狀；「大小孩」較常以全身性症狀表現，如蕁麻疹、皮膚搔癢。
- **動物過敏原**：貓、狗、寵物鼠的皮毛。
- **藥物過敏原**：抗生素、止痛劑、鎮定劑等。

- **感染過敏原**：黴菌、真菌、昆蟲叮咬。
- **物理性過敏原**：陽光、溫度、壓力、運動等。

▶ 診斷治療

以病程而論，「**急性蕁麻疹**」的發作到痊癒從數分鐘、數小時不等，有的甚至會拖到 1 至 2 個星期才會消失。但如果超過 6 個星期以上，則稱為「**慢性蕁麻疹**」。

蕁麻疹的最佳治療方法，就是找出並去除導致蕁麻疹的原因。這並不是一件簡單的事情，但如果可以多認識常見的過敏原，應可以幫助過敏兒童與其家長，**避免掉可能誘發過敏的過敏原**。至於**藥物**方面的治療，主要是給予抗組織胺類的藥物，然而每一個人對於各種抗組織胺藥物的反應不一，所以可以使用一種或多種長、短效的劑型藥物，以達到最佳治療效果。但如果蕁麻疹爆發得非常嚴重，醫師則會給予注射腎上腺素或短期的類固醇藥物。

目前治療過敏的另一輔助療法就是**乳酸菌**，而這些乳酸菌為了和一般的乳酸菌做區別，於是把專門治療過敏的乳酸菌，以「**益生菌**」來命名。

▶ 可能警訊

家有過敏兒是父母頭痛的問題，病程上表現為長期反覆性的發作。由於過敏來源多元，父母親除了在生活上多留意別讓過敏病童接觸可能的過敏原，也可尋求醫師的幫助，來避免讓過敏症狀惡化。

▶ 生活照護

「塵蟎」是室內最常見的一種過敏原，通常存在於床墊、枕頭、棉被、窗簾、沙發椅、絨毛玩具、地毯等布面物品上。塵蟎所引起的過敏來源除了塵蟎本身以外，就連塵蟎的碎屑

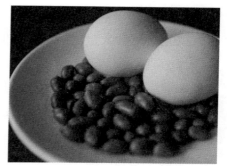

◆要完全避免食入食物過敏原，前提是要知道自己對什麼食物過敏。

及其分泌物，都可能引起過敏的反應。此外，室內過敏原中，「蟑螂」也是另一常見的過敏原，不僅分布廣且不易根除。至於應如何**避免塵蟎**，方法如下：

- 屋內不要鋪設地毯。
- 盡量減少布質家具的使用，如布沙發、布窗簾等。
- 將寢具以防塵蟎套包覆起來。
- 室內濕度應維持適當。
- 每週以攝氏 55 度（華氏 130 度）以上的熱水清洗寢具。
- 絨毛玩具避免放在室內，以減少接觸過敏原的機會。

除了塵蟎之外，有些食物也是高過敏原。「食物過敏」是指對某些人在接觸到特定的食物，而產生不適的狀況。主要是由於我們身體免疫系統，對特定食物產生抗體而引發。極少數病例可能會發生「過敏性休克」。

避免食物過敏的方法包括：

● 完全避免食入食物過敏原，但前提是要知道個別的食物過敏原為何。

● 倘若過敏反應已經發生，可以將 1 至 2 小時前所進食的食物記錄下來，避免再食入的可能性。

● 若過敏狀況不易被控制下來，最好立即請教醫生。

● 千萬不要自行服用成藥。

▶ 如何預防

　　根據研究指出，皮膚或呼吸道會因為接觸過敏原，而誘發慢性發炎反應，這等反應在秋冬、春夏季節交替、早晚溫差大的時候會特別明顯。因此，常有人誤以為過敏兒會對冷空氣過敏，其實冷空氣只是一種激發過敏反應的因子，並不是真正的過敏原；事實是皮膚或呼吸道，因為接觸到類似家塵、塵蟎等過敏原，所誘發的慢性發炎反應對冷空氣敏感。至於對於過敏患者的預防之道如下：

● 如果是母乳寶寶，餵母乳至少 4 個月。

● 餵母乳的媽媽，應避免食用高致敏性食物，可以減少嬰幼兒濕疹的發生，從 47% 降到 15%。

● 平時應多注意保暖。

● 經常清除易導致過敏的環境，避免接觸過敏原。

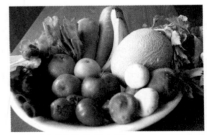

◆ 多吃新鮮的蔬菜水果，少食用高過敏的食物，如海鮮類、堅果類，按時服藥，對病情控制有很好的幫助，自然能降低過敏發炎反應。

- 少進出人多、空氣不流通的公共場所。
- 少食用高過敏的食物，如海鮮類、堅果類。
- 多吃新鮮的蔬菜水果。
- 按時服藥對病情控制有很好的幫助，自然能降低過敏發炎反應。
- 預防勝於治療，是過敏病童與家長最重要的一門功課。

健 康 小 提 醒

皮膚癢（過敏性蕁麻疹）	
好發族群	每一個年齡族群皆可能發生
求診科別	小兒科
易發季節	一年四季皆可能發生
照護要點	・屋內不要鋪設地毯 ・盡量減少布質家具的使用，如布沙發、布窗簾等 ・將寢具以防塵蟎套包覆起來 ・室內濕度應維持適當 ・每週以攝氏 55 度（華氏 130 度）以上的熱水清洗寢具 ・絨毛玩具避免放在室內，以減少接觸過敏原的機會 ・完全避免食入食物過敏原，但前提是要知道個別的食物過敏原為何 ・倘若過敏反應已經發生，可以將 1 至 2 小時前所進食的食物記錄下來，避免再食入的可能性 ・若過敏狀況不易被控制下來，最好立即請教醫生 ・千萬不要自行服用成藥

急性腸胃炎

| 小兒科 |
李宇正醫師

常見症狀

3 歲的王小妹妹開始上幼稚園 1 個月了，最近這兩天，她出現嘔吐症狀，並且也有發燒和拉肚子的情況，雖然已經看過醫生和吃藥，但是症狀並沒有明顯改善。王小妹妹的媽媽發現，這兩天她開始有活動力變差、嗜睡、小便次數減少、肌肉無力的情形，雖然已經給她清淡飲食，可是她連喝水還是會吐，拉肚子的情況嚴重到一天會有 7、8 次，而且都是水便。

幸好回診時，經小兒科醫師詳細檢查，這才發現王小妹妹有嘴唇乾裂、哭泣沒有眼淚、皮膚乾燥等明顯脫水的情況，於是緊急安排她住院治療。經過「靜脈輸液補充」的支持性治療後，狀況逐漸改善中。除此之外，在王小妹妹的糞便檢體中，發現輪狀病毒的抗原呈陽性反應，醫師診斷應該是「輪狀病毒急性腸胃炎合併有脫水現象」。

▶ 症狀成因

引起急性腸胃炎的原因很多，但主要分為兩大類：

◆ 病毒性腸胃炎

常見的症狀有腹痛、嘔吐、腹瀉（呈稀水便）、發燒、

食慾降低、倦怠，有時會合併上呼吸道感染的症狀，最常見的是「輪狀病毒」及「諾羅病毒」的感染。

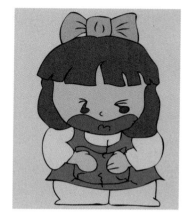

◆ 引起急性腸胃炎的原因，主要有「病毒性腸胃炎」與「細菌性腸胃炎」兩大類。

★輪狀病毒

好發於 0 至 3 歲的兒童，但**也可見於年齡較大的兒童及青少年**。輪狀病毒性腸胃炎患者中，有八成的人會腹瀉，七成的病患會有發燒的情形，症狀持續的時間較久，常因同時上吐下瀉而造成脫水或電解質異常的併發症，其平均住院天數也較長。

★諾羅病毒

好發於 0 至 3 歲的兒童，但**也可能發生在較大年齡的兒童身上**。諾羅病毒腸胃炎的臨床表現，大多數病患會嘔吐，其次的症狀有腹瀉、發燒、頭痛和感冒等症狀，其平均住院天數較輪狀病毒感染者短。

◆ 細菌性腸胃炎

常見的症狀以水瀉、腹痛、嘔吐為主，嚴重的也會發燒，甚至解黏液便或血絲便。致病的主要原因為**飲食受汙染所引起**，或小朋友沾到地上的細菌，沒洗手就進食而受到感染。常見的致病菌有大腸桿菌、沙門氏菌、金黃色葡萄球菌、曲狀桿菌、志賀氏菌等。抵抗力較弱的嬰幼兒，

嚴重時會造成全身性的感染，家長需小心注意。

▶ 疾病診斷

可以從小朋友的糞便培養、糞便的免疫檢驗、血液培養檢查來確定病因，同時也可檢驗小朋友血液中的白血球、發炎指數、鈉、鉀、氯等電解質，以做為疾病嚴重程度的參考。另外，醫師也會觀察小朋友的情況，來決定是否安排腹部 X 光或腹部超音波檢查。

▶ 治療方式

◆ 水分與電解質的補充

腸胃炎時因上吐下瀉，易流失體內的水分與電解質，因此最重要的就是要補充水分與電解質，即使一喝就拉仍應補充，以免脫水。選擇上以市售的小兒口服電解質液最理想，不用稀釋即可飲用；如果要用運動飲料代替，則要加開水稀釋，且只能短暫取代，因它的電解質含量較低，糖分卻偏高。除非腸胃炎嚴重到無法吃藥或進食的程度才需要空腹，讓發炎的腸胃暫時休息，且需要給予靜脈輸液治療。

◆ 清淡飲食

很多家長看到小朋友一吃就拉，就不敢讓他們進食，想讓腸胃休息，這是錯誤的觀念；其實仍要進食，才能補充體力復原。飲食宜以清淡不油膩為主，如稀飯、乾飯、吐司、蘇打餅乾，而蔬菜水果等高纖維食物應先避免。

若小嬰兒腹瀉數天不止，有時要考慮暫時吃無乳糖的配方奶粉。此外，小朋友如果吃了仍會嘔吐、腹瀉或腹痛，則應採取少量多餐的方式進食。

◆ **藥物治療**

吃藥可以緩解腸胃炎的症狀，讓小朋友較舒服。但一般不建議一下子就給予止瀉藥物，因為如此無法將腸胃道內發炎的髒東西排出，甚至可能

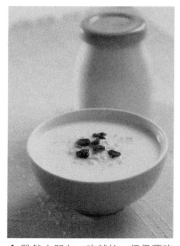
◆ 雖然小朋友一吃就拉，但仍要吃些清淡的飲食，才能補充體力復原。

引發併發症。腸胃炎是需要時間來恢復的，只要注意水分及營養的補充，自然會慢慢復原。

◆ **注意脫水及併發症現象**

對於年紀較小的嬰幼兒，抵抗力較弱，也較不能忍受水分的流失，因此在急性腸胃炎時，要注意有無脫水的現象，如嬰兒的囟門凹陷、哭泣沒有眼淚、嘴唇乾燥、尿量減少（尿布更換次數減少）、高燒不退、活動力減低、手腳冰冷、昏睡、抽筋等現象。

▶ **可能警訊**

● 病況輕者可能有食慾減退、腹脹、腹痛的情況。
● 嚴重者可能有嘔吐、發燒、腹瀉的情況。

▶ 生活照護

- 吃東西前多洗手。
- 不要喝不乾淨的水。
- 不要吃不乾淨的食物。
- 若家中有其他未受感染的小朋友,應做好糞口傳染的隔離。

▶ 如何預防

- 養成良好的衛生習慣,如多洗手。
- 按時接種疫苗,如輪狀病毒的口服疫苗,須在 6 個月以下接種完成。
- 若家中已有小朋友感染,應將其他未受感染的小朋友隔離。

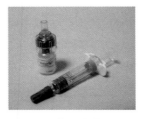

◆ 要按時接種疫苗,如輪狀病毒的口服疫苗,須在 6 個月以下接種完成。

健 康 小 提 醒

急性腸胃炎	
好發族群	嬰幼兒
求診科別	小兒科
易發季節	一年四季
照護要點	・吃東西前多洗手 ・不要喝不乾淨的水 ・不要吃不乾淨的食物 ・若家中有其他未受感染的小朋友,應做好糞口傳染的隔離

不自主抽動

| 小兒科 |
李宜准醫師

常見症狀

小樺是一個很活潑的 7 歲小男孩，在 2、3 年前，細心的媽媽發現小樺時常會有眨眼的情形。當時媽媽很擔心是不是眼睛出了什麼問題，所以帶著小樺到眼科門診檢查，經過眼科醫師評估後，診斷是過敏性結膜炎，也開立了眼藥水治療。在小樺接受治療之後，起初症狀有些改善，但過了幾個月後，眨眼的症狀還是反覆出現。於是媽媽又帶著小樺到眼科和小兒科門診檢查治療，雖然沒查出什麼大毛病，但眨眼的症狀依舊時好時壞。

在今年年初，媽媽開始注意到小樺偶爾會出現甩頭的動作、做鬼臉的表情，或是發出清喉嚨的聲音。寒假結束開學後，小華的動作變得更多，連老師也發覺小樺在上課時，會不時出現做鬼臉的表情或是甩頭的動作，甚至發出清喉嚨的聲音，有時會大聲到干擾老師上課。

老師多次跟小樺提醒，反而小樺的動作有時會變得明顯及頻繁，於是老師在家長聯絡簿上告知家長。不過，因為當時小樺的媽媽工作忙碌，同時小樺也沒有其他身體不適的抱怨，所以直到症狀出現 2、3 個月後，才經朋友介紹帶小樺到小兒神經科門診檢查，而這個時候，小樺的症狀已經比較不明顯了。

▶ 症狀成因

當小朋友出現一些不自主抽動（tics），臨床上需要注意的地方有：動作出現時，小朋友的意識清不清楚？是不是可以控制的？有沒有固定的動作或姿勢型態？有沒有發生在特定的時間？有沒有合併其他神經學異常？

其中，最常見的是「不自主抽動」，或是症狀比較嚴重的「妥瑞氏症」（Tourette syndrome）。

在臨床表現上，「不自主抽動」是一種不隨意的、反覆的、短暫的、快速的、有時可以暫時控制的動作。症狀主要有兩大類：

◆ 動作型（motor tics）

可以區分有「單純動作型」，常出現的有眨眼、聳肩、甩頭、甩手或肚皮鼓動等；以及「複雜動作型」，可以是看似有目的動作，如到處碰來碰去、重複寫某個字或是無目的的動作，如身體反覆扭動。這些症狀多是各式各樣的，不會合併神經學異常。

◆ 出聲型（vocal tics）

可分為「有發出簡單，多是沒有意義的聲音」如：清喉嚨聲、咳嗽聲、尖叫聲；或是「複雜的聲音」，如重複別人或是自己的話、說穢語、髒話等。

如果小朋友的症狀持續時間超過 1 年，同時伴隨出聲型的症狀，就要考慮是「妥瑞氏症」。不自主抽動或是妥瑞氏症，在目前醫學研究上，仍只知道與腦部多巴胺代謝異常有關，但真正的致病機轉及成因仍不清楚。

這一類的小朋友，常會於季節交替時，不自主抽動的症狀明顯出現，而造成家長及學校老師的困擾，也可能影響到小朋友與同儕之間的人際關係。

這些臨床症狀會時好時壞，小朋友也無法完全控制症狀。而當小朋友入睡後，這些症狀也會消失。當小朋友比較放鬆，或是比較緊張時，症狀會比較明顯的出現。而小朋友比較專心做一件事時，症狀就會減輕或消失。

▶ 診斷治療

這類疾病依靠臨床表現來診斷，所以當醫師透過身體檢查及神經學檢查，若無異常發現，小朋友的症狀也如前面所述時，多可以直接診斷是「不自主抽動」，而不需要其他如實驗室檢查、腦波或腦部影像檢查。如果經醫師檢查有神經學異常或懷疑有其他病因時，可能會需要接受進一步的檢查，排除癲癇、腦部感染、腦部或是脊椎病灶或代謝性疾病等。

其中，「威爾森氏症」是一種因銅離子代謝異常，堆積在腦部、肝臟及身體其他器官的疾病。在疾病早期，可能會出現肝功能異常、情緒或是動作行為異常，之後才出現神經學異常症狀。需要透過檢查肝功能、銅離子濃度及銅離子結合蛋白濃度來排除。

在治療考量上，當小朋友因症狀感到不適，或是因症狀過於頻繁而影響老師上課、或是與同學間的人際關係產生問題時，就可以考慮使用治療藥物，建議需與小兒神經科醫師討論與評估，再決定是否接受藥物治療。

▶ 可能警訊

一般而言，不自主抽動常時好時壞，在入睡後多會消失，也不會合併神經學異常。如果小朋友有持續進展成較嚴重的症狀，合併其他身體異常變化或是出現神經學異常時，應盡速再回到小兒神經科門診，接受進一步的檢查與評估來排除其他疾病。

▶ 生活照護

對於這類小朋友，不需要過度地擔心或緊張，家長或老師也不需要過度提醒小朋友注意控制動作行為。如果班上有這樣的小朋友，老師應主動了解情形，也可以跟班上其他同學說明，但應避免小朋友被標籤化。

▶ 如何預防

目前無特別方法可以預防，建議：

- 保持生活作息正常，攝取均衡的營養。
- 減少生活中不必要的緊張壓力。

健 康 小 提 醒

不自主抽動	
好發族群	有過敏疾病的兒童
求診科別	小兒神經科
易發季節	過敏疾病易出現的季節交替時期
照護要點	適當觀察其動作、行為

您一定要知道的影像健檢須知

全身性的健康檢查　　　　　　　　▶▶ 王偉煜｜放射科醫師

全身性的健康檢查

| 放射科 |
王偉煜醫師

陳小姐的父親有段時間久咳不癒，於是她帶父親至胸腔科門診檢查，經胸部 X 光攝影，發現右肺有一個約 2 公分的陰影，胸腔科醫師為陳老先生安排進一步的胸部電腦斷層檢查。孝順的陳小姐，除了醫師安排的檢查之外，還想為父親安排一次全身性的健康檢查，徹底了解父親的身體狀況。

◆ 全身性的健康檢查有哪些？

影像醫學的進步日新月異，全身性的健康檢查，有許多的選擇，台灣目前的全身性檢查大致上可分為：

- **一般的一日健檢：**即基礎的視診、體液檢查、X 光檢查及胃腸內視鏡等。

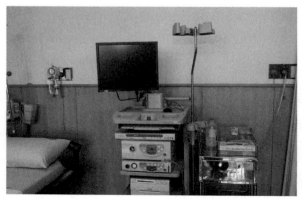

◆胃腸鏡檢查儀。

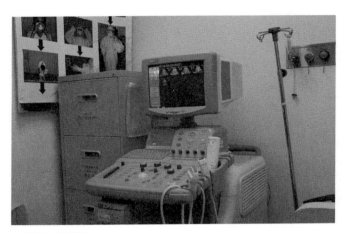

◆超音波檢查儀。

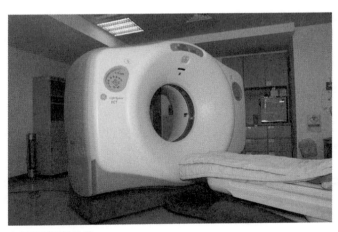

◆電腦斷層掃描儀。

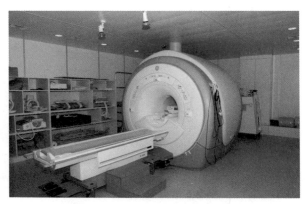

◆磁振造影掃描儀。

- **全身的正子造影**。
- **全身的磁振造影**。
- **總合性的全身檢查**：即總合一日健檢、電腦斷層、磁振造影、超音波、正子造影等檢查工具，依最有利的方式施行。

◆ 何謂總合性的檢查？

目前大多數的醫院，對於全身性的檢查，均採用總合性檢查的概念。什麼是總合性的檢查呢？簡單的說，就是綜合性的使用各種檢查的儀器，依據身體各個器官部位的特性，來選擇最適的檢查工具，不但較符合醫理，也能提高檢出疾病的機率。譬如：

- **腦部的疾病及腦血管的狀況探知**，以目前的科技來說，以磁振造影檢查為佳，自然應選擇磁振造影為檢查工

具，再輔以超音波輔助頸動脈及甲狀腺的診斷。

- **肺的腫瘤及心血管疾病**，以目前的科技水準，則以電腦斷層檢查為最精密。
- **上腹部**的檢查，多數的醫學意見，以電腦斷層或磁振造影檢查配合超音波為主。
- **骨盆腔**的檢查，則以磁振造影配合超音波為最適宜。
- 另外在已診斷**惡性腫瘤**的病患，全身正子造影則為進階的首要選擇。

　　陳小姐的父親既然已安排胸部電腦斷層，合理的選擇似應依循就醫的路徑，依診斷的結果，先行正規的治療。至於全身的正子造影或是總合性的全身檢查是否需要，則應視疾病的診斷分級、進一步治療的程度、社會經濟的狀況，依實際個案情形，醫療團隊做適當的建議。陳小姐、陳老先生可以依此做整體的考量，在醫療濫用與個案的權益上求取適當的平衡點。

【看對科別】
依症狀建議求診科別與照護重點

症狀		求診科別	好發族群	照護要點	頁碼
頭臉部	頭痛	• 神經內科 • 頭痛專科門診	女性	• 避免生活中頭痛的誘發因子產生 • 早期診斷、早期治療	012
	昏厥	神經內科	70 歲以上的老年人	• 若出現昏倒情形，應盡速就醫檢查 • 飲食宜清淡，少油、少鹽、多纖維 • 多運動 • 減重、戒菸、戒酒	019
	視力模糊	眼科	• 高度近視者 • 糖尿病患者 • 白內障患者	• 讓眼睛充分休息，不要過度使用 • 避免外傷，不要揉眼睛	026
	耳鳴	耳鼻喉科	長期處在高噪音環境下的工作者	• 遠離噪音 • 睡眠充足 • 定期檢測血糖及膽固醇 • 避免血液循環不良 • 補充維生素 B	033
	流鼻血	耳鼻喉科	• 孩童 • 鼻病患者	• 至耳鼻喉科治療好鼻病 • 流鼻血時，保持冷靜，先壓迫止血 • 控制好血壓 • 避免心跳加速的行為，如喝酒、激烈運動	039
	鼻塞	耳鼻喉科	過敏性鼻炎患者	• 遠離過敏源 • 保持生活環境清潔 • 減少塵蟎累積	043
	打鼾與阻塞性睡眠呼吸中止症	• 耳鼻喉科 • 胸腔呼吸治療科	40 歲以上肥胖者	• 適當減重 • 避免勞累與飲酒 • 睡覺時採側臥姿勢	047

— 357 —

	症狀	求診科別	好發族群	照護要點	頁碼
頭臉部	嘴巴乾、眼睛乾	風濕免疫科	中年婦女	• 依照醫囑服藥 • 注意眼睛及口腔的定期檢查及清潔 • 定期到醫院做追蹤檢查 • 避免需要長時間使用眼睛的活動 • 平常可吃些能增加唾液分泌的食品	052
	嘴破、口腔潰瘍	風濕免疫科	各種年齡都可能發生	• 多休息 • 保持適當運動 • 多喝水 • 適時吃些冰涼的食物	056
	牙齦出血	牙科	• 口腔衛生不良者 • 牙周病患者 • 40 歲以上成人 • 身心障礙患者 • 行動不便者	• 讓做好個人口腔衛生工作 • 定期前往牙科醫療院所看診 • 牙周病患者應積極清理口腔並加以治療	060
	黑眼圈	• **過敏體質者**：耳鼻喉科、中醫科 • **失眠者**：神經內科、家醫科、中醫科	• 過敏體質者 • 失眠者 • 長期疲勞者	• 過敏患者，應遠離過敏原 • 失眠患者，應治療失眠 • 長期疲勞者，應多休息，並改變生活作息 • 平時勤做眼部穴位的按摩	065
	失眠	• 家庭醫學科 • 神經內科 • 精神科	• 老人 • 女性 • 更年期 • 離婚者 • 喪偶者 • 分居者 • 有壓力者	養成良好的睡眠衛生準則	072
肩頸胸背部	肩膀、後頸部疼痛	神經外科	各年齡層，不分男女	• 正確的站、坐姿 • 不過度使用頸部 • 常做頸部運動	078
	肩頸僵痛	• 內科 • 骨科 • 神經內外科 • 疼痛科 • 復健科	• 勞工族群 • 長時間坐辦公室者 • 曾發生撞擊意外病史者	• 平常行事宜小心 • 運動要適度，不宜過度勞累 • 保持姿勢正確 • 若疼痛不止，應持續就醫治療	082

症狀	求診科別	好發族群	照護要點	頁碼
前頸腫塊（甲狀腺）	• 甲狀腺功能異常：新陳代謝科或一般外科 • 頸部腫塊：一般外科或耳鼻喉科	男女皆可能發生，都要注意，男性稍多於女性	發現時及早就醫，做完整的檢查	087
頸部腫塊	耳鼻喉科	任何年齡層皆可能發生	• 均衡及健康的飲食 • 避免醃漬物、燒烤食物 • 避免菸、酒、檳榔	091
喉嚨異物感、慢性喉嚨痛	耳鼻喉科	• 菸酒檳榔暴露者 • 高張高壓生活型態者 • 肥胖好吃美食者	• 遠離菸、酒、檳榔 • 飲食方面 7 至 8 分飽，不要暴飲暴食 • 規律的生活起居、充足的睡眠、規律的運動 • 若發現異樣盡速就醫	095
聲音沙啞	耳鼻喉科	工作需長時間講話的人	• 少說話或降低音量 • 多喝水 • 改善講話和飲食習慣	099
咳嗽	• 胸腔內科 • 耳鼻喉科	各年齡層都可能發生	• 忌冰冷飲食 • 多攝取水果與豆類 • 少攝取肉類、鈉及加工碳水化合物	105
胸痛、胸悶	• 胸腔內科 • 胸腔外科 • 腸胃內科 • 心臟內科	• 45 歲以上男性 • 55 歲以上女性 • 有長期抽菸習慣的人 • 糖尿病、高血壓患者 • 肥胖、缺乏運動者 • 壓力過大者	• 日常穿著應注意保暖 • 飲食要清淡 • 養成規律的運動習慣 • 避免過度勞累 • 避免肥胖 • 紓解生活壓力 • 戒菸	111
乳房硬塊	• 一般外科 • 乳房外科	• 乳癌家族史 • 年紀大於 70 歲 • 初經年齡小於 12 歲 • 30 歲後才生第一胎 • 55 歲後才停經 • 有使用荷爾蒙補充治療者	• 平時應做好自我乳房檢查 • 如發現可疑硬塊，應及早確診	116

肩頸胸背部

	症狀	求診科別	好發族群	照護要點	頁碼
肩頸胸背部	下背痛	• 骨科 • 復健科	• 粗重工作者 • 長時間坐著的人 • 讓背部處於不當姿勢者	• 站、坐姿勢要正確，不久站或久坐 • 重物不過腰，舉物不過肩 • 避免睡太軟的床 • 不要長時間維持同一姿勢 • 適當的運動	122
腹部	腹瀉	腸胃內科	• **年輕人**：腸躁症或感染 • **成年人**：腫瘤	• 注重個人衛生，勤洗手 • 注意飲食衛生 • 吃水果或蔬菜前，請削皮 • 不要吃放得太久的食物 • 避免食用身體不易吸收消化的食物	130
	胃痛	腸胃科	壓力、緊張一族	• 心情放輕鬆 • 養成定食定量的飲食習慣 • 避免煎、炸及高脂肪的食物 • 每天攝取適量的纖維質與喝 2000 至 2500cc 以上的水	135
	便秘	• 大腸直腸外科 • 腸胃內科	• 女性 • 壓力一族 • 飲食不正常與不愛吃青菜水果的人	• 多吃富含纖維質的食物 • 三餐定時 • 規律的運動 • 養成定時排便的習慣 • 不熬夜	140
	大便帶血	• 大腸直腸外科 • 腸胃科	無	• 保持正常的生活作息與飲食習慣 • 多攝取高纖維的食物	146
	小便有泡沫	腎臟科	40 歲以上	• 隨時留意腎臟功能及尿液成分的變化 • 建議每日攝取少於 5g 的鹽 • 限制飲食中的蛋白質攝取 • 控制血壓、血糖及血脂 • 維持規律適量的運動 • 每天有充足的睡眠	151
	吐血	腸胃科	• 潰瘍患者 • 慢性肝病患者 • 肝硬化患者	• 飲食生活需正常 • 勿過量服用止痛藥 • 避免過多的刺激物，如抽菸、喝酒	156

症狀	求診科別	好發族群	照護要點	頁碼
陰道不正常出血	婦產科	40 歲以上婦女	• 每年接受子宮頸抹片檢查 • 每季接受婦科超音波檢查 • 如有任何問題，請立即就醫	161
痛經	婦產科	女性	• 少飲用寒涼飲料，少吃寒性瓜果，月經來之前與行經期更應避免 • 月經來之前與行經期可適時補充熱性食物，並針對下腹部給予適當熱敷按摩 • 疼痛程度較重的女性，應就醫診察，排除其他未發現的疾病	168
急性陰囊疼痛	泌尿科	男性	• 提高警覺，立即就醫 • 排除攝護腺肥大等問題 • 注意局部會陰的清潔	174
腹股溝腫大	泌尿科	• 男性 • 有便秘者 • 慢性支氣管炎患者 • 小便有困難的族群	• 飲食需均衡，多吃青菜、水果 • 不要抽菸 • 有下泌尿道症狀，應盡早就醫	178
骨盆腔腫瘤	婦產科	• **子宮肌瘤**：40 至 50 歲婦女 • **子宮肌腺症**：35 歲以上的婦女 • **卵巢瘤**：育齡婦女	• 留心相關症狀 • 定期做超音波檢查	182
手部麻痛	• 神經內科 • 神經外科	• 肥胖者 • 糖尿病患者 • 甲狀腺內分泌患者 • 容易有職業傷害的人 • 家庭主婦	• 肥胖者應先減重 • 糖尿病、甲狀腺患者，應先加以治療 • 避免手部重複彎曲、扭轉的動作 • 經常換手做事 • 持續重複性的手部動作，要定時休息	188

腹部（陰道不正常出血、痛經、急性陰囊疼痛、腹股溝腫大、骨盆腔腫瘤）

四肢（手部麻痛）

症狀	求診科別	好發族群	照護要點	頁碼
顫抖與帕金森氏病	神經內科	年輕或年老者均可能發生	• 維持適量運動 • 補充維生素 E 及粒線體維生素 Q10 • 遵照醫囑,規律服藥,以改善行動障礙	193
不自主動作障礙疾病	神經內科	年輕人及老年人都可能發生,以老年人較多	針對誘發因素,給予控制或治療	204
關節痠痛	• 風濕免疫科 • 骨科	• 有運動傷害史族群 • 中、老年人	• 不蹲、不跪、不爬高、不坐低 • 讓關節適度的休息、放鬆 • 減重 • 補充鈣質、維生素 D、葡萄糖胺	213
關節痛	骨科	中、老年人	• 持續運動 • 維持肌肉關節活動 • 減重,以減少肌肉負擔	220
常常瘀青	風濕免疫科	國中前學童至中年	及早就醫	224
四肢無力	• 家醫科 • 神經內科 • 新陳代謝科 • 身心科	• 容易緊張、煩惱多的焦慮症患者 • 完美主義者 • 老年人 • 甲狀腺疾患者 • 神經肌肉病變患者 • 慢性病患者	• 生活要規律 • 飲食要定時、均衡 • 睡眠應充足 • 適度的運動 • 保持愉快的心情	229
四肢冰冷	中醫科	女性,尤其是貧血或身材嬌小的年輕小姐	• 注意自身保暖 • 多做可促進循環的運動 • 避免食用生冷食物、瓜果與飲料	233
抽筋	• 家醫科 • 新陳代謝科 • 骨科 • 復健科	• 運動員 • 軍人 • 青少年 • 作家	• 劇烈運動前要先暖身 • 適時補充水分與鹽分 • 孕婦與青少年要多補充鈣質	238

四肢

	症狀	求診科別	好發族群	照護要點	頁碼
四肢	抽筋（續）	• 神經內科	• 甲狀腺或內分泌疾病患者 • 高血壓患者 • 孕婦	• 睡覺時要注意小腿的保暖	238
	浮腳筋	• 心臟血管外科 • 靜脈曲張特別門診	• 需長期站立者 • 搬運重物工作者 • 孕婦	• 適當適度運動 • 維持正常體重 • 避免久坐久站 • 選擇一雙適用的彈性襪	243
皮膚	容易掉頭髮	• 皮膚科 • 整形外科 • 家醫科	• 壓力一族 • 慢性病患者 • 雄性禿髮症患者	• 飲食要清淡、均衡 • 不要熬夜 • 戒菸 • 適度的護髮	252
	青春痘	• 家庭醫學科 • 皮膚科	青春期的青少年	• 做好洗臉清潔 • 勿亂擠青春痘 • 不要熬夜	258
	皮膚癢	風濕免疫科	• 5 歲以下幼兒 • 已有過敏性鼻炎或氣喘體質者	• 避免皮膚刺激物 • 注意居家環境，保持涼爽舒適 • 避免環境中的過敏原 • 氣溫變化時要留意濕度變化 • 保持心情愉快	264
	臉部黑痣及凸起	整形外科	無特定族群	• 減少共用鞋襪的機會 • 保持手掌、腳掌的乾爽及清潔 • 開刀後傷口護理要留心 • 平時應確實做好防曬	269
	黃皮膚、黃眼睛	腸胃內科	不分年齡、性別女	• 飲食宜節制 • 生活作息要正常 • 不要熬夜與喝酒 • 保持心情愉快 • 適當的運動 • 平時注意身體變化，如痣、手掌與排泄物的變化	274

	症狀	求診科別	好發族群	照護要點	頁碼
全身	**體重異常減輕**	新陳代謝及內分泌科	• 有糖尿病家族史 • 體重過重者	• 學會運用飲食控制體重與血糖 • 保持規律的運動，把體重控制在理想範圍內 • 定期檢驗血糖及糖化血色素	280
	體重異常增加	新陳代謝及內分泌科	無特定族群	• 了解食物烹調方式 • 學習計算卡路里 • 平日盡量減少外食及聚餐的機會 • 避免買零食甜點 • 適度的運動	286
	全身浮腫	新陳代謝及內分泌科	• 曾有甲狀腺過去病史 • 曾開過刀、接受放射性碘治療的患者 • 有甲狀腺家族史的患者	• 定期追蹤篩檢 • 盡量避免飲用地下水 • 避免過量攝取海帶、海苔等海產類食物 • 少吃油膩食物 • 避免抽菸	291
	骨質疏鬆	骨科	• 停經後 15 年內的女性 • 70 歲以上的老人	• 保持適當運動 • 適量曬太陽 • 補充含鈣食品	295
	不明原因的發燒	• 家庭醫學科 • 感染科	• 嬰幼兒 • 老人 • 免疫力差者	• 正確測量體溫 • 適時退燒處理 • 須適量補充水分 • 連續幾天持續發燒不退，需要送醫檢查病因	301
	心情沮喪	• 身心醫學科 • 精神科	• 女性 • 有家族病史者 • 完美主義者 • 幼年失親者	• 家人應多給予支持及同理心 • 避免給予過多現實壓力，或情緒刺激 • 服用抗憂鬱劑者，不宜貿然中斷 • 特別留意是否出現自殺意念	307

症狀		求診科別	好發族群	照護要點	頁碼
孕婦‧小兒	懷孕婦女噁心嘔吐	婦產科	孕婦	• 少量多餐的飲食 • 選擇清淡的飲食 • 減少油脂的攝取 • 避免接觸噁心感的食物或氣味 • 適量補充維生素 B6	312
	產前異常出血	婦產科	孕婦	• 遠離菸、酒 • 避免照射 X 光、會影響胎兒發育的藥物 • 避免舉重或提重物 • 家務不宜太勞累，但可進行適當的產前運動 • 原則上，不需禁止性生活，但若有陰道出血或腹痛等情形者例外 • 多吃蔬果，多喝開水，不憋尿，避免便秘 • 按時接受產檢，如產前例行抽血檢查、母血唐氏症篩檢及胎兒超音波篩檢 • 留心腹痛與不正常陰道出血，應迅速就醫	317
	發燒，但無其他明顯感冒症狀	小兒科	• 嬰幼兒 • 學齡前兒童	• 保持包皮的清潔 • 避免尿布包覆時間過長 • 多喝水 • 多尿尿、不要憋尿	322
	反覆久咳、胸痛、呼吸急促有喘鳴音	各年齡層孩童	小兒科	• 避免接觸過敏原 • 按時使用控制預防性藥物	327
	嗜睡、發燒、流口水、口腔內有潰瘍	幼童，尤其是 3 歲以下更是高危險群	小兒科	• 勤加洗手 • 注意環境衛生 • 增強個人抵抗力 • 避免接觸受感染者	332

孕婦・小兒

症狀	求診科別	好發族群	照護要點	頁碼
皮膚癢（過敏性蕁麻疹）	小兒科	每一個年齡族群皆可能發生	• 屋內不要鋪設地毯 • 減少布質家具的使用，如布沙發、布窗簾等 • 將寢具以防塵蟎套包覆 • 室內濕度應維持適當 • 每週以攝氏 55℃（華氏130 度）以上的熱水清洗寢具 • 絨毛玩具避免放在室內，以減少接觸過敏原的機會 • 完全避免食入食物過敏原，但前提是要知道個別的食物過敏原為何 • 倘若過敏反應已發生，將 1 至 2 小時前所進食的食物記錄下來，避免再食入 • 若過敏狀況不易被控制下來，立即請教醫生 • 千萬不要自行服用成藥	336
急性腸胃炎	小兒科	嬰幼兒	• 吃東西前多洗手 • 不要喝不乾淨的水 • 不要吃不乾淨的食物 • 若家中有其他未受感染的小朋友，應做好糞口傳染的隔離	342
不自主抽動	小兒神經科	有過敏疾病的兒童	適當觀察其動作、行為	347

Dr. Me 健康系列 117X

從症狀把關健康
不可忽視的 62 個身體警訊〔全新修訂版〕

作　　　者／台中慈濟醫院醫療團隊
出版策畫／林幸惠
文字整理／謝明錦 馬順德（台中慈濟醫院公共傳播室）
圖片攝影／台中慈濟醫院公共傳播室
繪　　　圖／江柏緯（台中慈濟醫院公共傳播室）
醫療審核／楊治國

原水文化
選　　書／林小鈴
責任編輯／陳慧淑・潘玉女

行銷企畫／洪沛澤
行銷副理／王維君
業務經理／羅越華
副總編輯／潘玉女
總 編 輯／林小鈴
發 行 人／何飛鵬
出　　版／原水文化
　　　　　台北市民生東路二段 141 號 8 樓
　　　　　電話：(02)2500-7008　　傳真：(02)2502-7676
　　　　　E-mail：H2O@cite.com.tw 部落格：http://citeh2o.pixnet.net/blog/
　　　　　靜思人文志業股份有限公司
　　　　　台北市大安區忠孝東路三段 217 巷 7 弄 19 號 1 樓
　　　　　電話：(02)2898-9888　　傳真：(02)2898-9889
　　　　　網址：http://www.jingsi.com.tw
　　　　　郵撥帳號：06677883 戶名：互愛人文志業股份有限公司
發　　行／英屬蓋曼群島商家庭傳媒股份有限公司城邦分公司
　　　　　台北市中山區民生東路二段 141 號 11 樓
　　　　　書虫客服服務專線：02-25007718；25007719
　　　　　24 小時傳真專線：02-25001990；25001991
　　　　　服務時間：週一至週五上午 09:30 ～ 12:00；下午 13:30 ～ 17:00
　　　　　讀者服務信箱：service@readingclub.com.tw
劃撥帳號／19863813；戶名：書虫股份有限公司
香港發行／城邦（香港）出版集團有限公司
　　　　　香港灣仔駱克道 193 號東超商業中心 1 樓
　　　　　電話：(852)2508-6231　　傳真：(852)2578-9337
　　　　　電郵：hkcite@biznetvigator.com
馬新發行／城邦（馬新）出版集團
　　　　　41, Jalan Radin Anum, Bandar Baru Sri Petaling,
　　　　　57000 Kuala Lumpur, Malaysia.
　　　　　電話：(603) 90578822　　傳真：(603) 90576622
　　　　　電郵：cite@cite.com.my

封面設計／許瑞玲
內頁排版／劉麗雪
製版印刷／卡樂彩色製版印刷有限公司
修訂一版／2015 年 8 月 20 日
定　　價／360 元
ISBN　　／978-986-5853-77-8

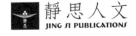

國家圖書館出版品預行編目資料

從症狀把關健康：不可忽視的 62 個身體警訊 / 臺中慈
濟醫院醫療團隊合著. -- 修訂一版. -- 臺北市：原水文化,
靜思人文出版：家庭傳媒城邦分公司發行, 2015.08
　　面；　公分 . -- (Dr. Me 健康系列；117X)
ISBN 978-986-5853-77-8(平裝)

1. 症候學 2. 家庭醫學 3. 健康檢查

415.208　　　　　　　　　　　　　　104015040